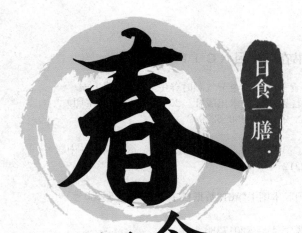

日食一膳·

春

令节气
顺时养生

甘智荣／主编

江西科学技术出版社

江西·南昌

图书在版编目（CIP）数据

日食一膳. 春令节气顺时养生 / 甘智荣主编. --
南昌：江西科学技术出版社，2018.7（2024.5重印）
ISBN 978-7-5390-6279-2

Ⅰ. ①日… Ⅱ. ①甘… Ⅲ. ①春季-养生（中医）
Ⅳ. ①R212

中国版本图书馆CIP数据核字(2018)第053180号

选题序号：ZK2017386
图书代码：D18023-101
责任编辑：张旭 万圣丹

日食一膳. 春令节气顺时养生
RISHI YISHAN CHUNLING JIEQI SHUNSHI YANGSHENG

甘智荣　主编

摄影摄像	深圳市金版文化发展股份有限公司
选题策划	深圳市金版文化发展股份有限公司
封面设计	深圳市金版文化发展股份有限公司
出　版	江西科学技术出版社
社　址	南昌市蓼洲街2号附1号
	邮编：330009　电话：（0791）86623491　86639342（传真）
发　行	全国新华书店
印　刷	深圳市雅佳图印刷有限公司
开　本	787mm×1092mm　1/16
字　数	160 千字
印　张	10
版　次	2018年7月第1版　2024年5月第2次印刷
书　号	ISBN 978-7-5390-6279-2
定　价	39.80元

赣版权登字：-03-2018-74

前言
Preface

　　一年四季中，每个季节都发生着变化，人的身心也会随着季节的变化而变化。因此，我们不能墨守成规地养生，而应该随着季节的变化，"因季而异"地养生。中医经典《黄帝内经》指出，人体五脏的生理活动只有适应四时阴阳的变化，才能与外界环境保持协调平衡；反之，人体节律就会产生紊乱，随之人体的抗病能力和适应能力也会下降。

　　中医认为"药疗不如食疗"，救治于后，不若摄养于先。食物是健康的根源，与其等邪气入体而生病吃药，不如直接通过食物进行治疗；若等生病后再进行食疗，又不如在生病前就先用食物养生，而养生食物的选择也需要"顺四时"。

　　每个节气的到来都预示着气候的温差变化，同时也暗示着物象的更新交替。春生夏长、秋收冬藏，顺应自然，每个季节都会生长相应的食材。食疗养生就是顺应四时的变化，从药食同源的思想出发，根据四时气候的特点，挑选出不同的食材，娴熟运用各种烹饪技巧，烹调出汤、菜、粥、饭、茶等各式膳食，将食材潜在的营养和食疗功效发挥出来，并与食物的美味结合为一体。

　　膳食的制作搭配，不是简单的食材堆砌，是在了解食材的寒热

温凉基础上，根据人体体质的寒热虚实，来制作合理的膳食，调节人体的机能，使五脏六腑保持协调，维持和谐的健康状态，从而达到强健体质、增强免疫力、不受疾病侵扰的目的。

《日食一膳》中医食疗系列书以传统文化中的二十四节气为主线，根据每个节气的特点，详细讲解应季的养生饮食，图文并茂，形象直观，便于读者阅读使用。本丛书介绍了四百余种膳食，有菜、汤、粥、饭、茶等，形式丰富，每道膳食都有食材、做法的介绍，并配有详细的养生分析，为您讲述每道膳食具有的营养价值和食疗功效。在以食疗为目的的基础上，将美食的色、香、味、形融入烹饪中，在养身的同时也能获得愉悦的心体验。

本系列书内容丰富，图片精美，十分适合对美食和养生感兴趣的读者参阅。在编著过程中，编者将节气美食与养生理念有机融合，力求做到文字通俗易懂，体例新颖别致，既注重知识性，更注重实用性。希望本书能让读者养成良好的饮食健康习惯，吃出一个好身体，达到益寿延年的目的。

目录
Contents

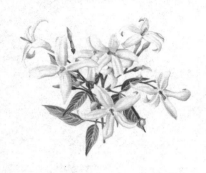

清明

——

养肝脾，防流感

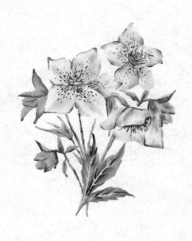

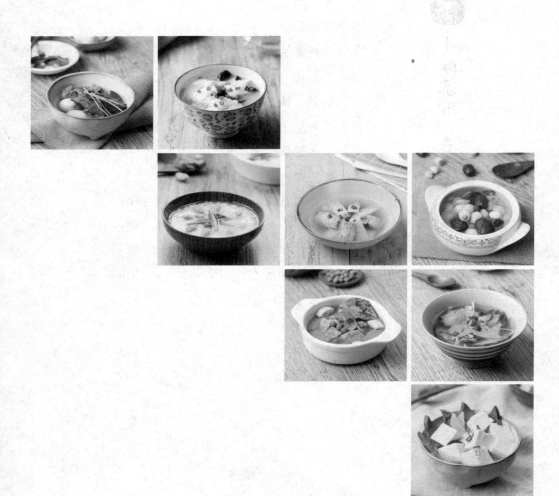

立春

——养阳气，疏肝气

『立春』为二十四节气之首。立春时节万物复苏，大地生机勃勃，一年四季从此开始。立春阳气生发，此时养肝能护阳。中医认为，肝脏与草木相似，所谓『肝喜调达』，就是指肝像树一样喜欢不受约束地生长，不喜欢受压抑。春天到了，草木在春季萌发生长，肝脏在春季功能也更活跃，此时正是调养肝脏的大好时机。因此，立春养生主要是养肝。立春时节宜食用些养肝的蔬菜，如舒肝养血的菠菜。

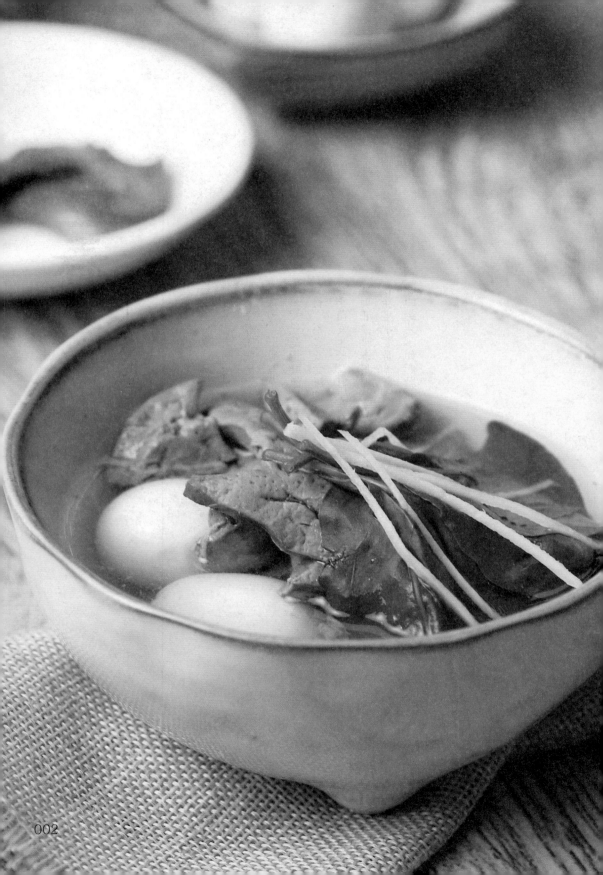

「鹌鹑蛋鸡肝汤」

分量： 1~2 人份
烹饪方法： 煮或炖
厨具： 砂锅
功效： 补血养肝

材料： 鸡肝 120 克，熟鹌鹑蛋 100 克，枸杞叶 30 克，姜丝少许，盐 2 克，鸡粉 2 克

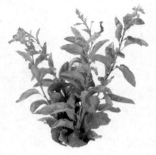

做法：

✤ 洗好的鸡肝切片；洗净的枸杞叶取嫩叶，待用。

✤ 锅中注入适量清水烧开，倒入鸡肝，拌匀，氽去血水，捞出鸡肝，沥干水分，待用。

✤ 锅中注水烧开，放入姜丝、鹌鹑蛋，倒入鸡肝、枸杞叶，拌匀。

✤ 用中火煮约 3 分钟至熟，加入盐、鸡粉，拌匀，至食材入味。

✤ 关火后盛出煮好的汤料即可。

养生分析：

鹌鹑蛋含有蛋白质、维生素 A、铁、磷、钙等营养成分，具有益血补气、护肤美肤、强筋壮骨等功效。鹌鹑蛋所含的卵磷脂和脑磷脂比鸡蛋高出 3~4 倍，这两种物质是高级神经活动不可缺少的营养，健脑、补脑的效果特别好。

食悟笔记：

烹制时应将汤中的浮沫撇去，这样能使汤的口感更佳。

白萝卜肉片汤

厨具：砂锅

烹饪方法：煮或炖

分量：1~2人份

功效：消积滞，化痰清热，下气宽中，解毒

材料：

猪瘦肉200克，白萝卜200克，葱花5克，姜片5克，盐2克，料酒5毫升，食用油15毫升

做法：

+ 将猪瘦肉洗净，切成片，加入少许料酒腌渍一会儿。将白萝卜洗净去皮，切成与肉片大小差不多的片。

+ 热锅注入少许食用油烧热，放入姜片、白萝卜片，翻炒一会儿，加入适量清水，煮至沸腾，再倒入腌渍好的肉片。

+ 大火继续煮约2分钟至肉熟软，调入盐，煮至入味后盛出，撒上少许葱花即可。

养生分析：

　　白萝卜肉片汤可以补充身体必需的营养物质，还可以帮助滋补肝脏、心脏、肺部等人体的器官，具有补气活血、调理血气的作用。而且白萝卜能很好地促进食物的消化，有健脾消食的作用，可以帮助调理肠胃。

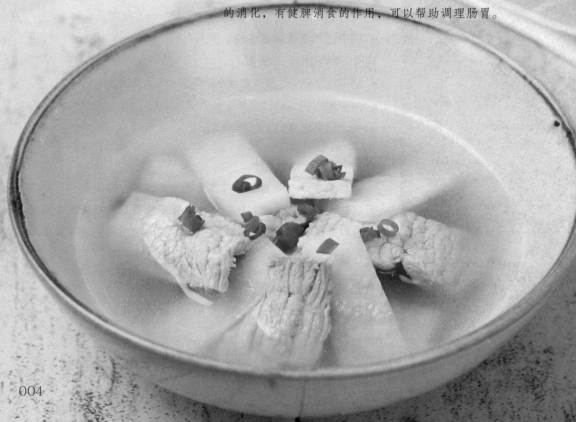

「哈密瓜鱼尾猪骨汤」

厨具：砂锅

烹饪方法：煮或炖

分量：2~3 人份

功效：补脾益气，增强免疫力

材料：鱼尾 250 克，猪骨 40 克，玉米块 50 克，哈密瓜块 50 克，高汤适量，姜片少许，盐 2 克，食用油适量

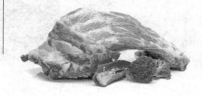

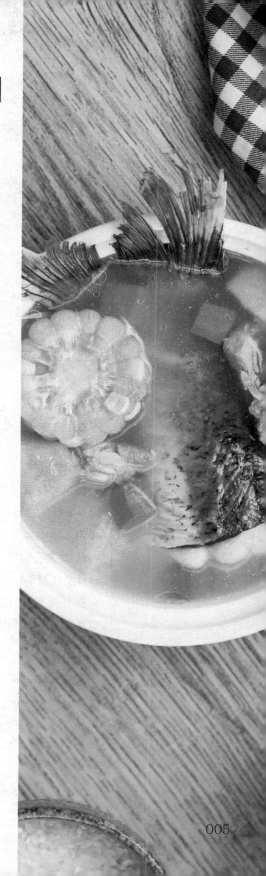

做法：

✤ 炒锅注油烧热，爆香姜片，放入鱼尾煎香，倒入高汤煮沸，取出鱼尾，装入纱袋扎好。

✤ 砂锅中注入高汤，放入汆过水的猪骨、鱼尾、玉米、哈密瓜拌匀，盖上锅盖，大火煮开。

✤ 转中火煮约 3 小时，调入盐，盛出即可。

养生分析：

哈密瓜含有苹果酸、果胶、维生素 A、B 族维生素、维生素 C、钙、磷、铁等营养成分，具有止渴、利小便、除烦热等功效。搭配鱼尾和猪骨入汤，可以补脾益气、增强免疫力，十分适合入春食用。

食悟笔记：

也可以用煎鱼时用的汤来煲汤，味道会更香。

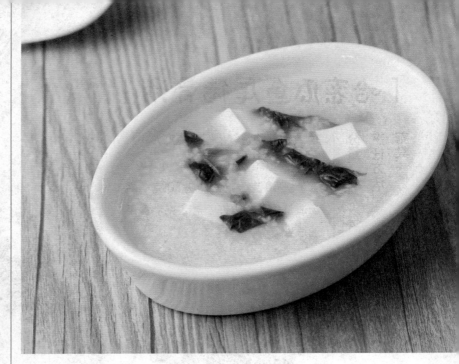

豆腐菠菜玉米粥

厨具：砂锅

烹饪方法：煮

分量：1~2 人份

功效：润燥养血，清热解毒

材料：

豆腐 150 克，菠菜 100 克，玉米碎 80 克，盐 1 克，芝麻油适量

做法：

✤ 菠菜和豆腐洗净切段。锅中注水烧开，倒入豆腐，略煮一会儿，去除豆腥味，捞出。

✤ 沸水锅中放入菠菜段，拌匀，煮约半分钟，至其变软，捞出。

✤ 砂锅中注水烧开，倒入玉米碎，盖上锅盖，烧开后转小火煮约 20 分钟至食材熟软。

✤ 揭开锅盖，倒入焯过水的豆腐块、菠菜段，拌匀，调入少许盐，略煮片刻，淋入适量芝麻油，拌煮入味，盛出即可。

养生分析：

　　豆腐和菠菜含有 B 族维生素、铁等营养成分，具有益气和中、生津润燥、清热解毒等功效。此粥不仅养肝，还可清热解毒。常食此粥还能补充铁质，预防缺铁性贫血。

食悟笔记：

　　玉米碎下锅后，需不断搅拌，以免煳锅。

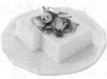

「白菜豆腐香菇猪血汤」

厨具：砂锅

烹饪方法：煮

分量：1~2人份

功效： 滋补养血，解毒清肠

材料： 猪血200克，豆腐100克，白菜50克，香菇35克，葱花少许，盐2克，鸡粉1克，食用油适量

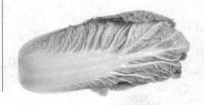

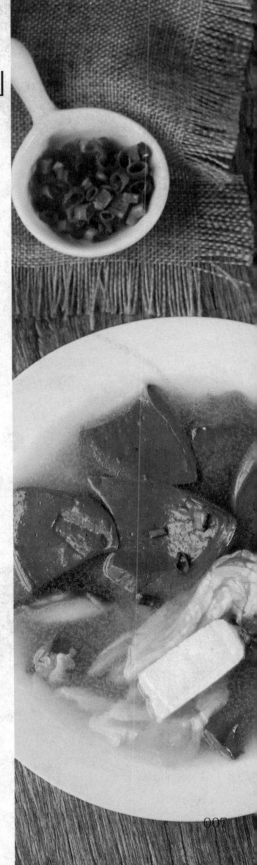

做法：

❀ 猪血、豆腐、香菇、白菜洗净，切小块。

❀ 锅中注入适量清水烧开，淋入食用油，下入豆腐、香菇，煮至沸腾，继续煮约2分钟。下入猪血、白菜，煮约10分钟至全部食材熟软。

❀ 放入盐、鸡粉，拌匀调味，盛出煮好的猪血汤，装入碗中，撒入葱花即可。

养生分析：

　　猪血味甘苦，性温，有解毒清肠、补血美容的功效，而且富含铁，对面部苍白者有改善作用，是排毒养颜的理想食物。

食悟笔记：

　　先用热油爆香葱、姜，再加猪血等材料煮汤，更开胃。

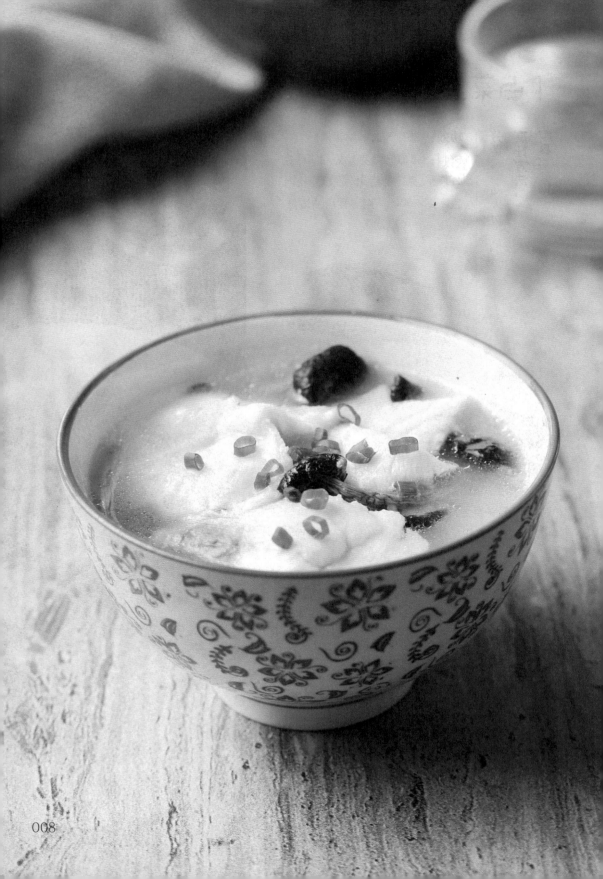

茶树菇草鱼汤

分量： 1~2 人份

烹饪方法： 炖

厨具： 砂锅

功效： 和中开胃，健肾利湿

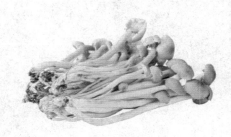

材料：

水发茶树菇 90 克，草鱼肉 200 克，姜片、葱花各少许，盐 3 克，鸡粉 3 克，胡椒粉 2 克，料酒 5 毫升，芝麻油 3 毫升，水淀粉 4 毫升

做法：

✥ 洗好的茶树菇切去老茎；洗净的草鱼肉切双飞片。

✥ 把鱼片装入碗中，加入少许料酒、盐、鸡粉、胡椒粉，拌匀，再倒入少许水淀粉，淋入适量芝麻油，拌匀，腌渍 10 分钟。

✥ 锅中注入适量清水烧开，放入切好的茶树菇，煮约 1 分钟，至其七成熟，捞出待用。

✥ 另起锅，倒入适量清水烧开，倒入茶树菇、姜片，搅匀。

✥ 淋入少许芝麻油，加入适量盐、鸡粉、胡椒粉，搅拌匀，用大火煮至沸。

✥ 放入腌好的鱼片，煮至鱼片变色，把煮好的汤料盛入汤碗中，撒入葱花即可。

养生分析：

　　茶树菇含有较多的谷氨酸、天门冬氨酸、异亮氨酸、甘氨酸和丙氨酸等成分，有健肾、清热、平肝、明目的功效，可加速新陈代谢，有降血糖的作用。草鱼肉的营养价值丰富，其所含的蛋白质比肉类动物的蛋白质质量要高很多，并含有丰富的卵磷脂，搭配茶树菇炖汤，十分适合春季食补。

「荷兰豆炒胡萝卜」

厨具：炒锅

烹饪方法：炒

分量：2 人份

功效：健脾消食，益肝明目

材料：

荷兰豆 100 克，胡萝卜 120 克，黄豆芽 80 克，蒜末、葱段各少许，盐 3 克，鸡粉 2 克，料酒 10 毫升，水淀粉、食用油各适量

做法：

✤ 洗净去皮的胡萝卜切成片。

✤ 锅中注入适量清水烧开，加入 1 克盐、食用油，倒入胡萝卜片、黄豆芽，略煮一会儿，再倒入洗净的荷兰豆，煮 1 分钟，捞出焯好的食材，沥干水分，待用。

✤ 用油起锅，放入蒜末、葱段，爆香，倒入焯过水的食材，再淋入料酒，快速翻炒匀。

✤ 加入鸡粉、2 克盐，炒匀调味，倒入适量水淀粉，用中火翻炒至食材熟透、入味，关火后盛出炒好的食材，装入盘中即可。

养生分析：

　　胡萝卜有益肝明目、补肾壮阳、消食除胀等作用，还可防止血管硬化，降低血压及减少心脏病的发生率。

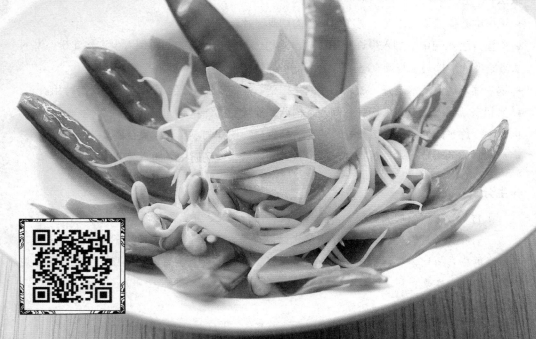

「胡萝卜炒菠菜」

厨具：炒锅

烹饪方法：炒

分量：1~2 人份

功效：滋阴润燥，舒缓肝郁

材料：菠菜 180 克，胡萝卜 90 克，蒜末少许，盐 3 克，鸡粉 2 克，食用油适量

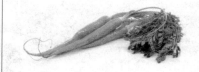

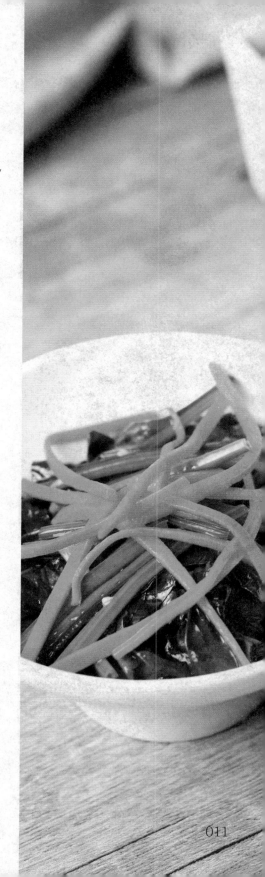

做法：

✤ 将洗净去皮的胡萝卜切片，再切成细丝；洗好的菠菜切去根部，再切成段。

✤ 锅中注入适量清水烧开，放入胡萝卜丝，撒上 1 克盐，搅匀，煮约半分钟，至食材断生后捞出，沥干水分，待用。

✤ 用油起锅，放入蒜末，爆香，倒入切好的菠菜，快速炒匀，至其变软。

✤ 放入焯过的胡萝卜丝，翻炒匀，加入 2 克盐、鸡粉，炒匀调味即成。

养生分析：

　　春季要养肝。菠菜是一种较为平和的补血滋阴之品，有补血、利五脏、滋阴平肝、助消化、清理肠胃等功效，对肝气不舒并发的胃病、头痛目眩和贫血等有较好的辅助疗效。菠菜中所含的胡萝卜素，在人体内会转变成维生素 A，能增强机体预防传染病的能力。

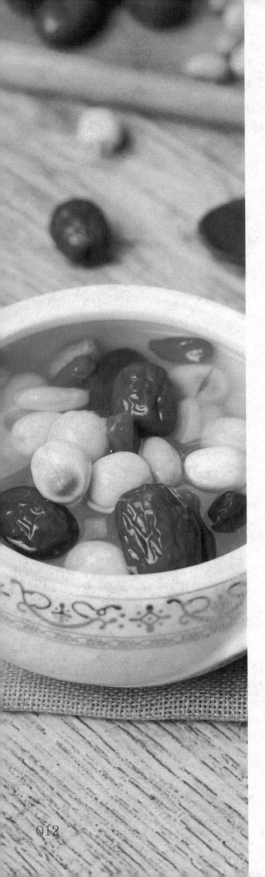

「莲子枸杞花生红枣汤」

厨具：砂锅

烹饪方法：炖

分量：1~2人份

功效：醒脾和胃，增强记忆力

材料：水发花生40克，水发莲子20克，红枣30克，枸杞少许，白糖适量

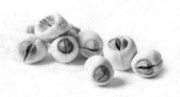

做法：

✚ 砂锅中注水烧开，将花生、莲子、红枣倒入锅中，搅拌均匀。

✚ 盖上锅盖，用小火煮20分钟至食材熟透。

✚ 揭开锅盖，加入枸杞、白糖，搅拌片刻，使白糖完全溶化。

✚ 将煮好的甜汤盛出，装入碗中即可。

养生分析：

花生含有蛋白质、不饱和脂肪酸、糖类、维生素A、维生素B$_6$、维生素E、维生素K等营养成分，具有促进脑细胞发育、增强记忆力、醒脾和胃、利肾去水、美容养颜等功效。

食悟笔记：

枸杞不要太早放入，以免煮得过烂。

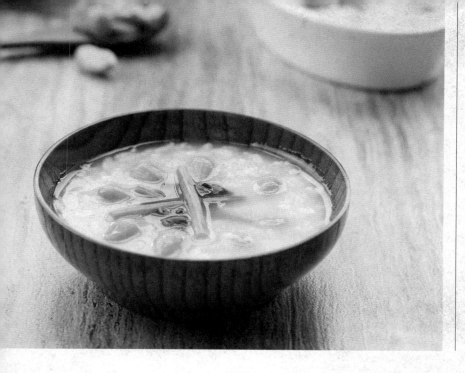

功效：润燥养血，清理肠胃热毒

分量：1~2 人份

烹饪方法：炖

厨具：砂锅

材料：

水发大米 100 克，花生米 45 克，菠菜 35 克，盐 2 克

做法：

✛ 洗净的菠菜切成段，备用。砂锅中注入适量清水烧热，倒入备好的花生米、大米。

✛ 盖上锅盖，烧开后用小火煮约 40 分钟至食材熟软。

✛ 揭开锅盖，倒入菠菜，搅拌均匀煮至菠菜熟软。

✛ 加入少许盐，搅匀，煮至食材入味，关火后盛出煮好的粥，装碗即可。

养生分析：

菠菜有柔肝养血、滋阴润燥之功，食用后能清解冬天的积热，有滋养阴血和津液的作用。在众多蔬菜中，菠菜是补肝效果最好的蔬菜之一，多吃可起到养肝护肝的功效，对增强机体抵抗力也十分有益。

食悟笔记：

肾炎患者、肾结石患者不宜食用，脾虚便溏者不宜多食。

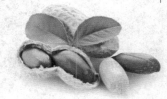

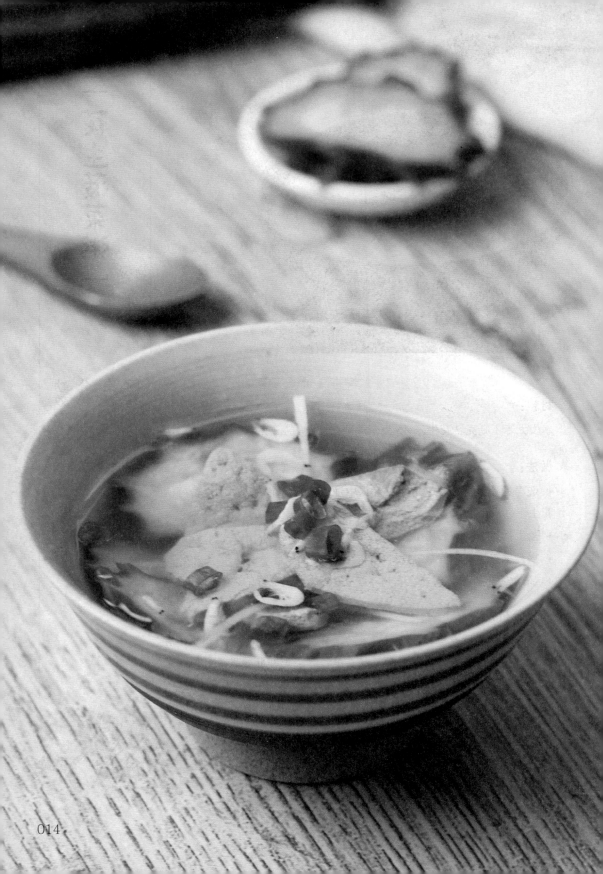

「丝瓜虾皮猪肝汤」

分量： 1~2 人份

烹饪方法： 煮或炖

厨具： 砂锅

功效： 疏肝解郁，健脾利胃

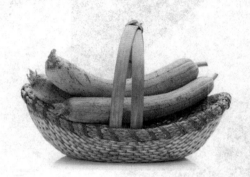

材料：

丝瓜 90 克，猪肝 85 克，虾皮 12 克，姜丝少许，葱花少许，盐 3 克，鸡粉 3 克，水淀粉 2 毫升，食用油适量

做法：

✣ 将去皮洗净的丝瓜切成片；洗好的猪肝切成片。

✣ 把猪肝片装碗，放入少许盐、鸡粉、水淀粉、食用油拌匀，腌渍 10 分钟。

✣ 砂锅中注油烧热，爆香姜丝，放入虾皮，炒香，倒入适量清水，煮沸。

✣ 倒入丝瓜，加入剩余的盐、鸡粉，拌匀后放入猪肝。

✣ 用大火煮至沸腾，盛出装入碗中，撒上葱花即可。

养生分析：

　　猪肝可调节和改善贫血病人造血系统的生理功能，具有维持正常生长和增强生殖机能的作用，还可以保护眼睛，维持正常视力。虾皮中含钙丰富，丝瓜含有的水分和维生素是比较丰富的，可以满足人体的需求，搭配猪肝可以补血养血，而且还可以增强抵抗力和免疫力。

食悟笔记：

　　猪肝切片后应及时加调料和水淀粉拌匀，腌渍后再入锅，以免营养成分流失。

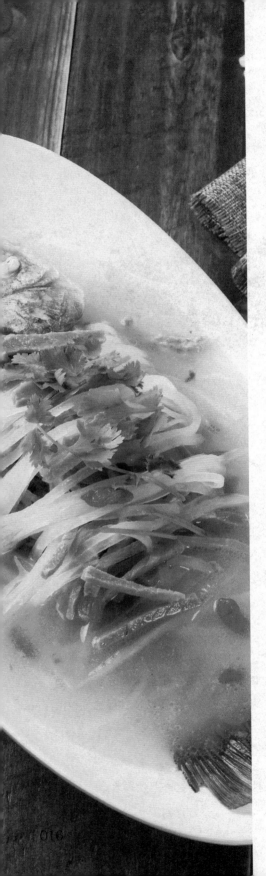

「萝卜丝炖鲫鱼」

厨具：炒锅

分量：2~3人份

烹饪方法：炖

功效： 和中开胃，健脾利湿

材料： 鲫鱼250克，去皮白萝卜200克，金华火腿20克，枸杞15克，姜片、香菜叶各少许，盐6克，鸡粉、白胡椒粉各3克，料酒10毫升，食用油适量

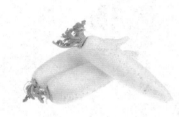

做法：

✤ 白萝卜和火腿切成丝，洗净的鲫鱼两面打上一字花刀。往鲫鱼两面抹上适量盐，淋上料酒，抹匀，腌渍10分钟。

✤ 热锅注油烧热，倒入鲫鱼，放入姜片，爆香，注入500毫升清水，倒入火腿丝、白萝卜丝，拌匀，炖8分钟。

✤ 加入盐、鸡粉、白胡椒粉，充分拌匀入味，关火后捞出煮好的鲫鱼，淋上汤汁，点缀上枸杞、香菜叶即可。

养生分析：

鲫鱼含有蛋白质、矿物质、脂肪、维生素等营养成分，可补阴血、通血脉，具有增强免疫力、补脾补虚等功效。搭配萝卜入汤，有益气健脾、利水消肿、清热解毒的功效，十分适合春季食用。

猪肝豆腐汤

厨具：砂锅
烹饪方法：煮
分量：1~2人份
功效：补血养血，增强免疫力

材料：

猪肝100克，豆腐150克，葱花适量，姜片少许，盐2克，生粉3克

做法：

✤ 砂锅中注入适量清水烧开，倒入洗净切块的豆腐，拌煮至断生。

✤ 放入洗净切好并用生粉腌渍过的猪肝，撒入姜片、葱花，煮至沸，加盐，拌匀调味。

✤ 用小火煮约5分钟，至汤汁收浓，关火后盛出煮好的汤料，装入碗中即可。

养生分析：

　　猪肝含有丰富的铁和磷，具有增强免疫力、补血养血等功效；豆腐可以增强人体免疫力，防止血管硬化。两者搭配食用，效果更佳。

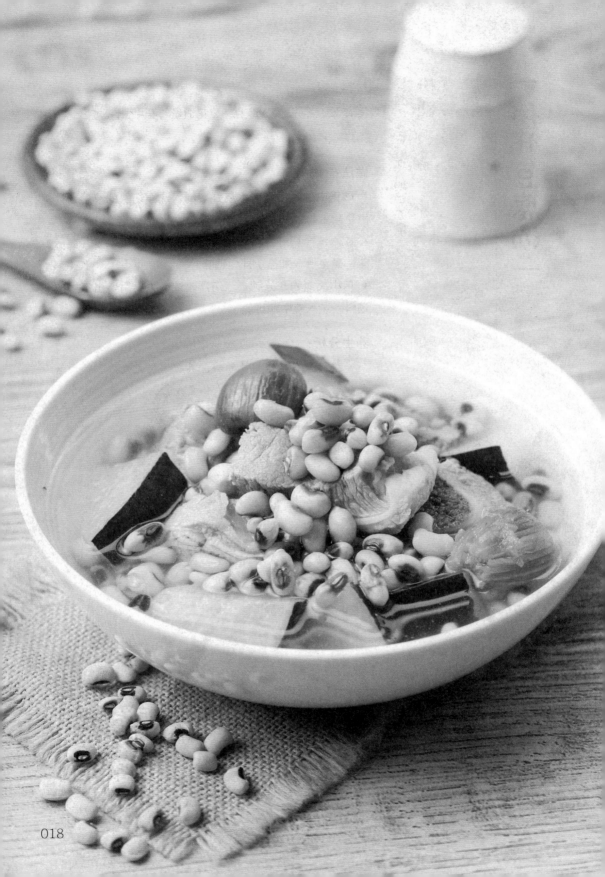

薏米眉豆冬瓜汤

功效： 祛湿消暑，增强免疫力

分量： 2 人份

烹饪方法： 炖

厨具： 电压力锅

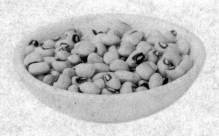

材料：

冬瓜 1000 克，猪扇骨 500 克，薏米 50 克，眉豆 100 克，蜜枣 2 个，盐适量

做法：

✤ 猪扇骨放进冷水锅，煮开，捞出，冲洗干净血沫。

✤ 冬瓜清洗干净外皮，去瓜瓤、瓜籽，连皮切成厚块；眉豆、薏米清洗干净；蜜枣冲洗干净后去核。

✤ 除冬瓜外全部材料倒入电压力锅内胆。

✤ 加入适量清水，启动"煲汤"按钮。

✤ 电压力锅程序结束，排气后，倒入汤锅，加入冬瓜，大火煮开，转小火煲 30 分钟，放盐调味即成。

养生分析：

眉豆含有蛋白质、糖类、磷、钙、铁、锌、维生素 B_1、维生素 B_2 和烟酸等营养成分，具有增强免疫力、促进胰岛素分泌、稳定血糖值等功效。

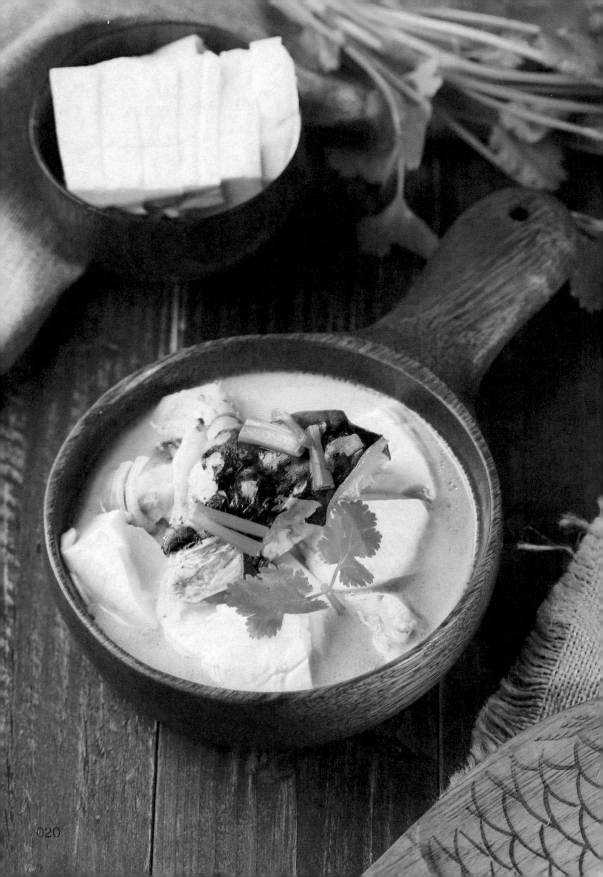

鱼头豆腐汤

分量： 2 人份

烹饪方法： 炖

厨具： 炒锅

功效： 益气补血，健胃消食

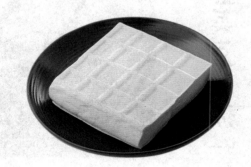

材料：

鱼头 1 个，豆腐 200 克，料酒适量，盐 2 克，鸡粉 2 克，胡椒粉 2 克，姜片 3 片，葱段适量，香菜叶适量

做法：

✛ 洗净的豆腐切块。

✛ 用油起锅，放入姜片，爆香，倒入鱼头，炒匀。

✛ 加入料酒，拌匀，注入适量清水，倒入豆腐块。

✛ 大火煮约 12 分钟至汤汁奶白色。

✛ 加入盐、鸡粉、胡椒粉，拌匀。

✛ 放入葱段，拌匀，稍煮片刻至入味，关火后盛出，放上香菜叶即可。

养生分析：

　　豆腐含有蛋白质、胡萝卜素、维生素 E、钙、铁、镁等营养成分，具有益气补血、清热润燥、生津止渴等功效。鱼头除具备鱼肉的营养外，还含丰富的卵磷脂，这种物质可提高大脑的记忆力；另外鱼鳃下呈透明胶状的物质，更富含胶原蛋白。鱼头搭配豆腐炖汤可以益气补血、健胃消食。

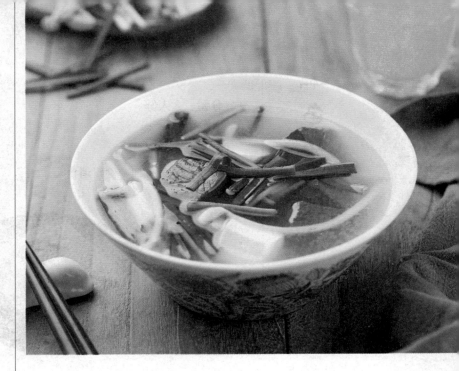

猪红韭菜豆腐汤

厨具：砂锅

烹饪方法：炖或煮

分量：1～2人份

功效：养肝补血，暖胃健脾

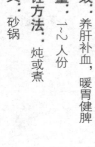

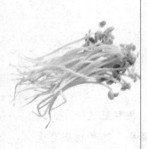

材料：

韭菜 85 克，豆腐 140 克，黄豆芽 70 克，高汤 300 毫升，猪血 150 克，盐 2 克，鸡粉 2 克，白胡椒粉 2 克，芝麻油 5 毫升

做法：

+ 洗净的豆腐切块；处理好的猪血切块；洗好的韭菜、黄豆芽均切段。
+ 砂锅置于火上，倒入高汤，大火烧开，倒入豆腐块、猪血块，拌匀。
+ 盖上锅盖，大火再次煮沸，放入黄豆芽段、韭菜段，煮约 3 分钟至熟。
+ 加入盐、鸡粉、白胡椒粉、芝麻油，稍稍搅拌至入味即可。

养生分析：

　　春季食用韭菜有助于养肝。韭菜性温味辛，含有维生素 B_1、烟酸、维生素 C 等营养成分，有补肾温阳、益肝健胃、散瘀活血等作用，有助于人体表面皮毛汗孔的开张，进而起到发散体内郁热的作用，亦可补阳、养肝。

食悟笔记：

　　猪血可以事先氽片刻，这样口味更佳。

「南瓜豌豆牛肉汤」

厨具：砂锅

烹饪方法：炖

分量：1~2 人份

功效：养胃补血，养肝补脾

材料：牛肉 150 克，南瓜 180 克，口蘑 30 克，豌豆 70 克，姜片少许，香叶少许，料酒 6 毫升，盐 2 克，鸡粉 2 克

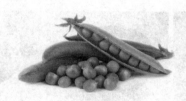

做法：

✤ 洗净的口蘑切块；洗净去皮的南瓜切片；处理好的牛肉切成片。

✤ 锅中注水烧开，放入豌豆、口蘑、南瓜，焯半分钟，捞出。再倒入牛肉，汆至转色，捞出。

✤ 砂锅中注水烧热，放入姜片、香叶、料酒及其他食材，炖 20 分钟。

✤ 放入鸡粉、盐，搅匀调味，关火后将煮好的汤盛出装入碗中即可。

养生分析：

南瓜能润肺燥、消痈肿。牛肉含有蛋白质、B族维生素、胆固醇、磷、钙、铁等营养成分，具有安中补脾、养胃益气、强壮身体等作用。两者搭配豌豆炖汤有养肝补脾、利水渗湿的功效。

食悟笔记：

先将口蘑焯水，可更好地去除菌盖内的杂质。

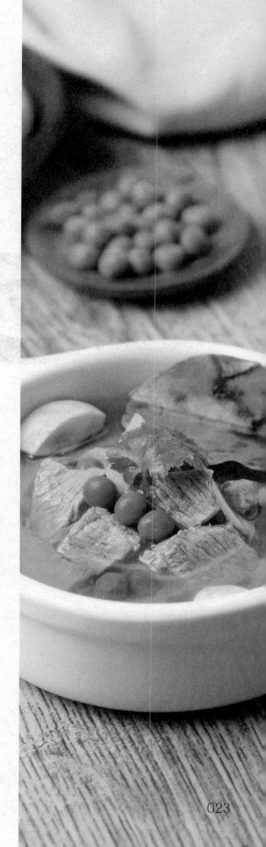

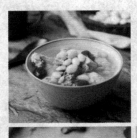

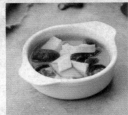
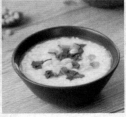
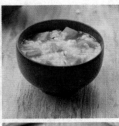
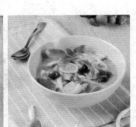

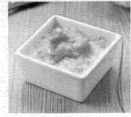

雨水

——防上火，养脾胃

『雨水』意味着冬去春来，气温即将开始回升，冷暖空气碰撞导致雨水增多，天气暖和但又不燥热，万物开始生长。但人体在这雨水的长期『滋润』下，不仅会浑身感到黏腻、不舒服，往往还会出现食欲不振、消化不良、腹泻等症状，这是由脾胃受到湿气困扰所引起的。所以，这一时期要加强对脾胃的养护，健脾祛湿，将多余的水分排出体外。这时候可以可吃一些时令蔬菜，如『辛热而散』的芥菜，以及排毒清热又符合春季『发』属性的绿豆芽等。

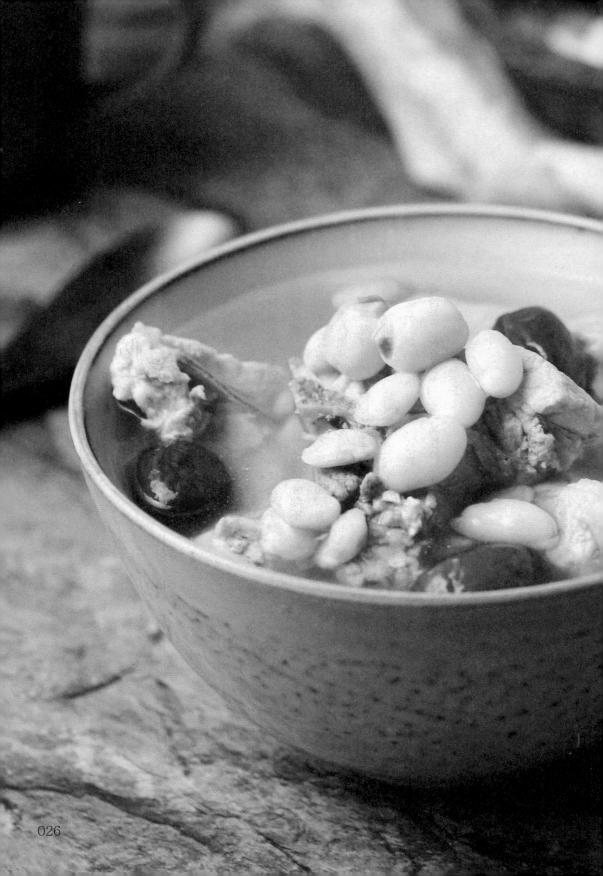

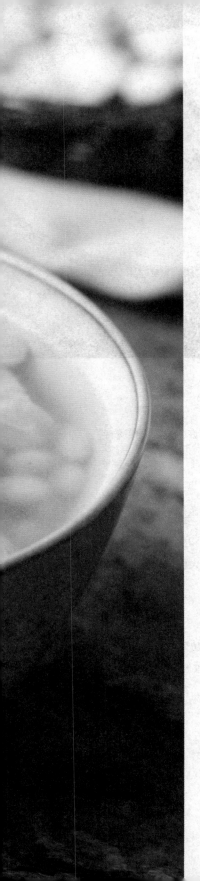

「白扁豆莲子龙骨汤」

分量： 1~2 人份
烹饪方法： 炖
厨具： 砂锅
功效： 健脾化湿，清肝明目

材料： 猪脊骨（龙骨）500 克，白扁豆 50 克，红枣 8 颗，莲子 10 粒，葱 5 克，姜 5 克，盐 4 克

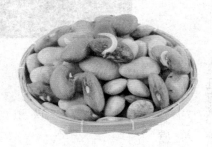

做法：

✤ 白扁豆、莲子用清水浸泡半小时；红枣洗净。

✤ 猪脊骨洗净，冷水下锅，水沸后捞出，洗去浮沫。

✤ 将焯过的猪脊骨放入砂锅中，倒入适量清水，放入泡好的白扁豆、莲子和红枣。

✤ 放入葱和姜，大火烧开后，转小火煲 2 小时左右，一锅乳白色的浓汤就做好啦，喝之前加盐调味即可。

养生分析：

　　白扁豆营养价值较高，矿物质和维生素含量比大部分根茎菜和瓜菜都高，味亦鲜嫩可口有健脾化湿、利尿消肿、清肝明目、补脾暖胃、补虚止泻等功效，既是滋补佳品，又是一味良药。尤其是在雨季，更是家庭餐桌上不可少的一道食材。

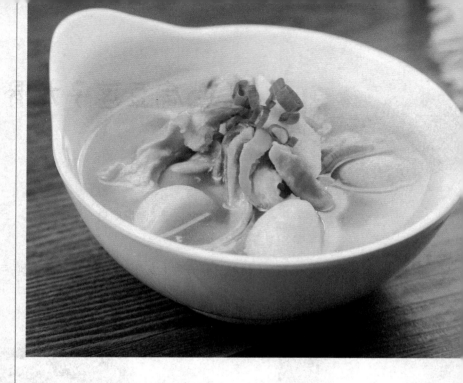

大蒜猪肚汤

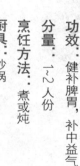

厨具：砂锅

烹饪方法：煮或炖

分量：1~2人份

功效：健补脾胃，补中益气

材料：

猪肚 120 克，蒜头 50 克，姜片、葱花各少许，盐、胡椒粉各 2 克

做法：

+ 猪肚切条，待用。

+ 砂锅注水烧开，倒入猪肚条，放入蒜头、姜片，搅拌均匀。

+ 盖上锅盖，用大火煮开后转小火续煮 1 小时至猪肚条软嫩。

+ 揭开锅盖，加入盐、胡椒粉，搅匀调味，关火盛出煮好的猪肚汤，装碗，撒上葱花即可。

养生分析：

　　大蒜具有温中消食、暖脾胃、解毒的功效。猪肚性温味甘，含有蛋白质、脂肪、钙、钾、铁、维生素 A、维生素 E 等营养元素，具有补中益气、健补脾胃、增强免疫力等作用。两者搭配做汤，适合春季食用。

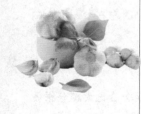

「扁豆薏米冬瓜粥」

厨具：砂锅

烹饪方法：煮

分量：1~2人份

功效：祛湿，养肝脾，美容瘦身

材料：水发大米 200 克，水发白扁豆 80 克，水发薏米 100 克，冬瓜 50 克，葱花少许，盐 2 克，鸡粉 3 克

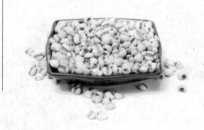

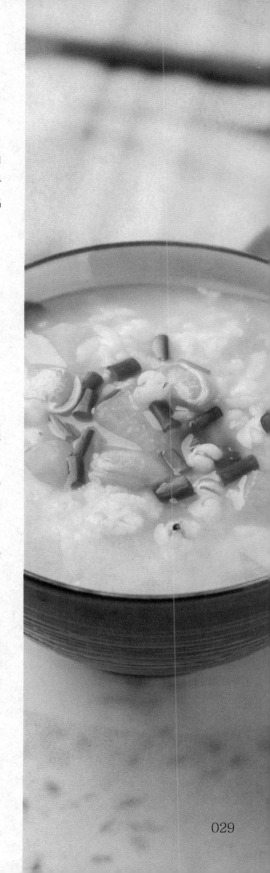

做法：

✤ 洗净去皮的冬瓜切成小块。砂锅中注入适量清水，倒入备好的白扁豆、薏米、大米。

✤ 盖上锅盖，用大火煮开后转小火煮 1 小时至食材熟透。揭开锅盖，放入冬瓜块，盖上锅盖，续煮 15 分钟。

✤ 揭开锅盖，放入盐、鸡粉，拌匀调味，关火后盛出煮好的粥，装入碗中，撒上葱花即可。

养生分析：

此粥含有蛋白质、B 族维生素、维生素 E、钙、铁、磷、锌等营养成分，是春季祛湿、养颜、强身的调养佳品。在春天吃冬瓜，不仅能起到清热生津、祛湿健脾、美容瘦身等作用，还能起到一定的防癌抗癌效果。

食悟笔记：

薏米事先最好浸水泡约 2 小时，这样更易煮烂。

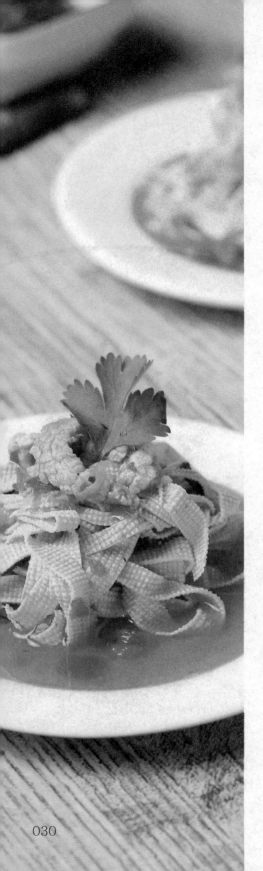

「川味豆腐皮丝」

厨具：炒锅

烹饪方法：炒

分量：1～2人份

功效：健脾养胃

材料：豆腐皮150克，瘦肉200克，水发木耳80克，豆瓣酱30克，香菜叶、姜丝各少许，盐、鸡粉、白糖各1克，陈醋、辣椒油各5毫升，食用油适量

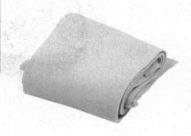

做法：

✤ 将洗净的豆腐皮卷起，切成丝；洗好的木耳切丝；洗净的瘦肉切薄片，改切丝。

✤ 热锅注油，倒入姜丝，爆香，放入豆瓣酱，炒匀，注入适量清水。

✤ 倒入切好的瘦肉丝，放入切好的豆腐皮丝，加入切好的木耳丝，拌匀。

✤ 加入盐、鸡粉、白糖、陈醋，拌匀，用小火煮2分钟至熟软入味，淋入辣椒油，拌匀，关火后盛出菜肴，放上香菜叶点缀即可。

养生分析：

　　木耳含有多糖和钙、磷、铁等矿物质以及胡萝卜素、B族维生素等营养成分，具有防止血液凝固、改善动脉硬化、增强抵抗力等作用。

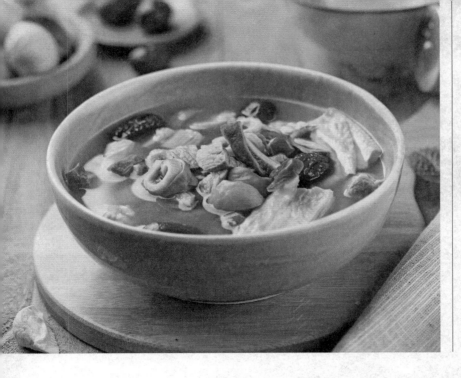

腐竹栗子猪肚汤

功效：健脾养胃，美容养颜

分量：1~2人份

烹饪方法：炖

厨具：砂锅

材料：

猪肚 300 克，瘦肉 200 克，水发腐竹 150 克，板栗 100 克，红枣 10 克，盐 2 克

做法：

+ 洗净的瘦肉切块；洗好的猪肚切粗丝；洗净的腐竹切段。
+ 锅中注水烧开，倒入瘦肉，氽片刻，捞出；锅中放入猪肚，氽片刻，捞出。
+ 砂锅注水，倒入猪肚、瘦肉、板栗、红枣，大火煮开转小火煮 3 小时。
+ 放入腐竹，续煮 10 分钟，加盐，拌匀入味，装入碗中即可。

养生分析：

　　板栗含有淀粉、蛋白质、脂肪、钙、铁、维生素等成分，具有健脾养胃、补肾、美容养颜等功效。腐竹含有蛋白质、脂肪、碳水化合物、维生素E、大豆卵磷脂及钠、铁、钙等营养成分，具有增高助长、保护心脏、预防骨质疏松等功效。两者结合猪肚煲汤，适合春季滋养脾胃。

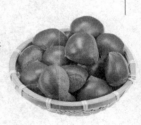

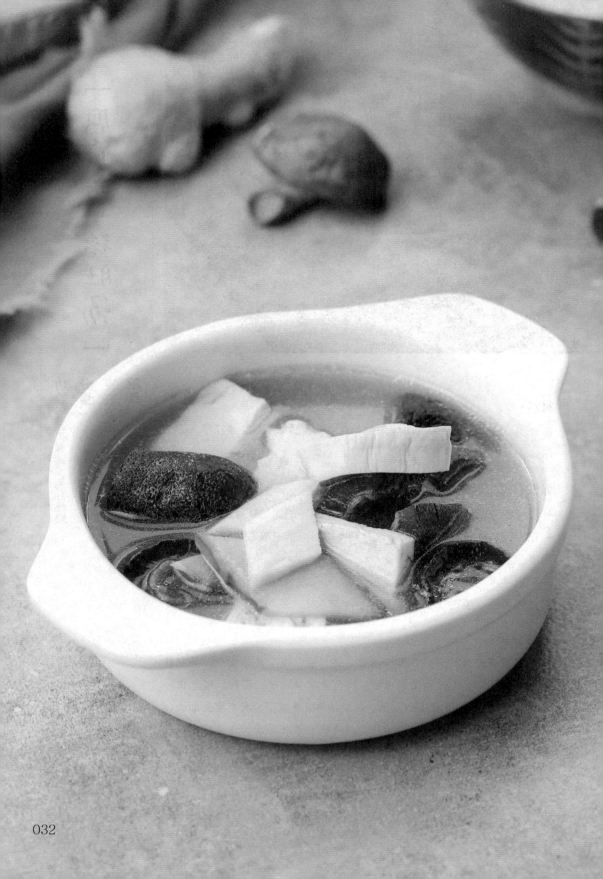

海鲜豆腐汤

分量： 1~2 人份

烹饪方法： 炖

厨具： 砂锅

功效： 补肾健胃，增强免疫力

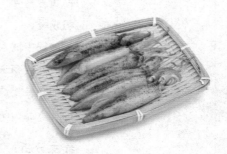

材料：

虾仁 100 克，净鱿鱼 200 克，豆腐 300 克，蛤蜊 100 克，姜片、葱花各少许，盐、味精各 3 克，胡椒粉 3 克，料酒 10 毫升，鸡粉 3 克，韩式辣椒酱、食用油各适量

做法：

✤ 鱿鱼打上十字花刀，切成片；洗好的虾仁背部切开；豆腐切块。

✤ 虾仁、鱿鱼片装入盘中，加入适量料酒、盐，抓匀，腌渍片刻。

✤ 锅中注入清水烧开，倒入虾仁和鱿鱼片，汆烫片刻，捞出，沥干水分，装入盘中备用。

✤ 砂锅注油烧热，下姜片爆香，注入清水烧开，放入蛤蜊、豆腐块，烧开，调入盐、味精、鸡粉。

✤ 倒入虾仁、鱿鱼片，拌匀，煮约 1 分钟，放入韩式辣椒酱、胡椒粉，搅拌片刻煮至入味。

✤ 将煮好的海鲜汤盛入烧热的石锅中即可。

养生分析：

　　虾仁肉质松软，营养丰富，易消化，含有丰富的蛋白质、钾、碘、镁、磷及维生素 A 等成分，具有补肾壮阳、健胃和增强免疫力等功效，尤其适宜春季调养身体，适合身体虚弱以及病后需要调养的人食用。

「韩式黄豆芽汤」

厨具：砂锅

烹饪方法：煮

分量：1~2人份

功效：清热明目，补气养血

材料：

黄豆芽 80 克，韩式辣白菜 30 克，大蒜末 5 克，大葱 20 克，高汤 500 毫升，盐 2 克，胡椒粉 3 克

做法：

✤ 黄豆芽用水浸泡片刻，捞出沥干后切去须根。将大葱切成段。

✤ 砂锅中倒入高汤烧开，放入备好的黄豆芽。

✤ 放入大蒜末、大葱段，煮一会儿。

✤ 加入韩式辣白菜，搅拌均匀。

✤ 加入盐、胡椒粉，煮至入味，盛出装碗即可。

养生分析：

　　黄豆芽营养丰富，是蛋白质和维生素的良好来源。其所含的维生素 C 能营养毛发，使头发保持乌黑光亮，对面部雀斑也有较好的淡化效果。此外，黄豆芽所含的维生素 E 能保护皮肤和毛细血管。

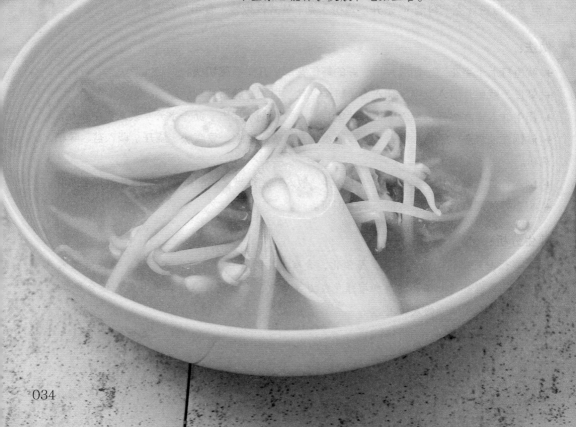

「芥菜黄豆粥」

厨具： 砂锅

烹饪方法： 煮

分量： 1~2 人份

功效： 增强免疫力，防止血管硬化

材料： 水发黄豆 100 克，芥菜 50 克，水发大米 80 克，盐 2 克，鸡粉、芝麻油各少许

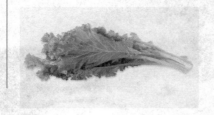

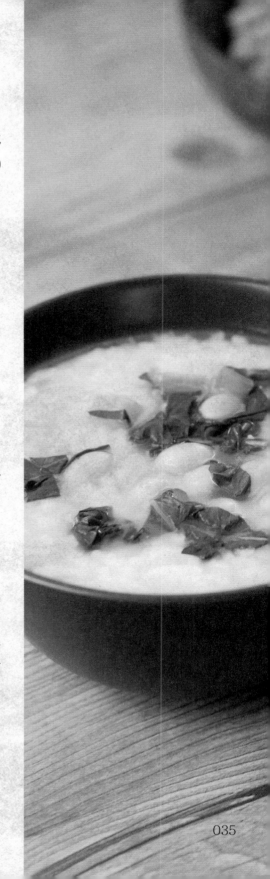

做法：

✤ 洗净的芥菜切成碎末。

✤ 砂锅中注水烧开，倒入滤净的黄豆、大米，小火煲煮约 40 分钟至熟透。

✤ 倒入芥菜末，煮至软，加入盐、鸡粉、芝麻油，拌匀，煮至入味，盛出煮好的粥即可。

养生分析：

春季是感冒高发期。芥菜有解毒消肿之功，能抑制细菌毒素的毒性，促进伤口愈合，可用来辅助治疗感染性疾病，还可提神醒脑、宽肠通便。雨水节气芥菜经过寒霜的洗礼，味道苦中微甜，而且含有大量的叶绿素及维生素 C，可增强人体免疫能力，能抗感染和预防疾病。

食悟笔记：

内热偏盛及患有热性咳嗽、痔疮、便血及眼疾的人不宜食用。

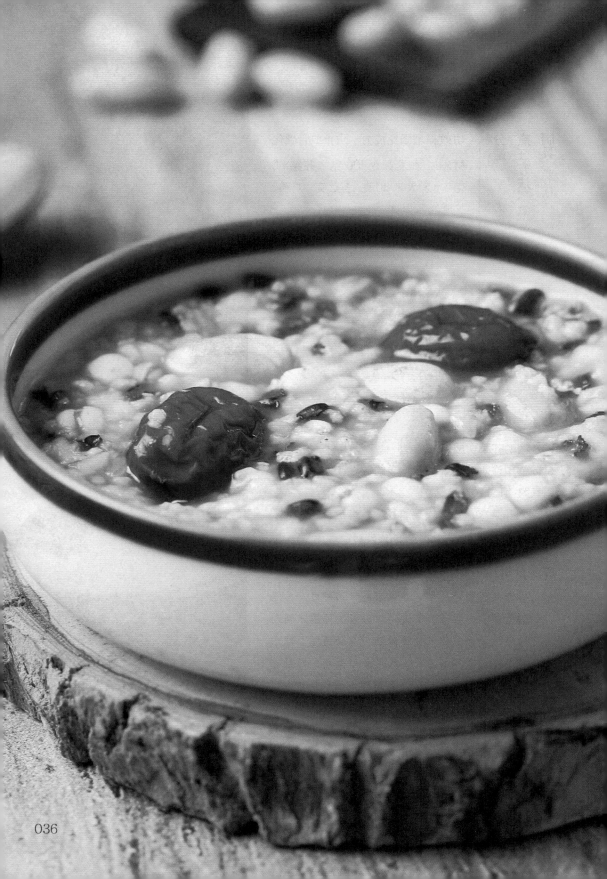

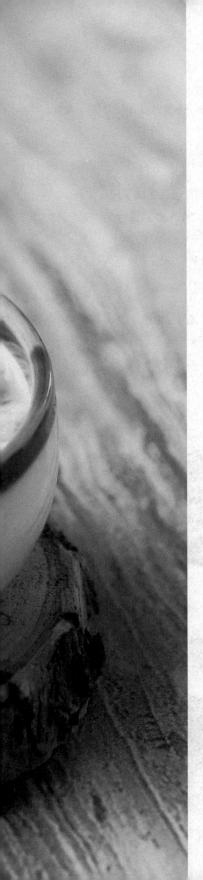

「红枣薏米大麦粥」

分量： 1~2 人份

烹饪方法： 煮

厨具： 砂锅

功效： 补脾益气安神，增强脾胃消化功能

材料： 薏米 30 克，水发大麦米 20 克，红枣 20 克，花生米 20 克，黑米 10 克，水发大米 10 克，水发小米 10 克

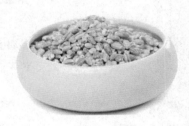

做法：

✤ 砂锅中注入适量清水烧开，倒入备好的大米、花生、大麦米。

✤ 加入洗好的红枣、薏米、小米、黑米，搅拌均匀。

✤ 盖上锅盖，大火煮开后转小火煮 1 小时至食材熟软。

✤ 揭开锅盖，稍稍搅拌一下。

✤ 关火，将煮好的粥盛出，装入碗中即可。

养生分析：

　　薏米是药食两用的常用食材之一，《神农本草经》认为薏米擅长治疗风湿痹痛，能够下气除湿，非常适合在春季食用。红豆含有脂肪酸、糖类、维生素A、B族维生素、烟酸、植物甾醇等营养成分，有养颜美容、利水消肿等功效。此粥品中含有多种人体生长必需的营养成分，例如铁、钙、蛋白质、膳食纤维等。

「韭菜炒鹌鹑蛋」

厨具：炒锅

烹饪方法：炒

分量：1~2人份

功效：益肝健胃，开胃消食

材料：

韭菜 100 克，去壳的熟鹌鹑蛋 135 克，彩椒 30 克，盐、鸡粉各 2 克，食用油适量

做法：

✦ 洗好的彩椒切成细丝；洗净的韭菜切成长段。

✦ 用油起锅，倒入彩椒炒匀，倒入韭菜梗炒匀，放入鹌鹑蛋炒匀。

✦ 倒入韭菜叶，炒至变软，加盐、鸡粉，炒至入味即可。

养生分析：

　　韭菜具有补肾温阳、益肝健胃、增强免疫力等功效。鹌鹑蛋含有蛋白质、卵磷脂、维生素 B_1、维生素 B_2、铁、钙等营养成分，具有益血补气、改善神经衰弱等功效。

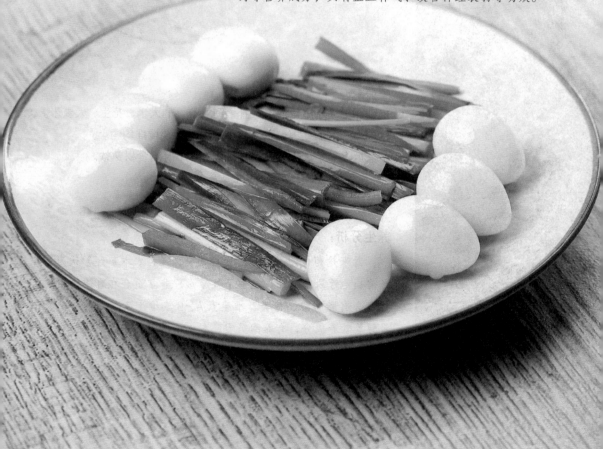

「凉拌豌豆苗」

厨具：凉拌碗

烹饪方法：凉拌

分量：1～2人份

功效：助消化，益中气，利小便，清热消水肿

材料：豌豆苗200克，鸡蛋1个，蒜末20克，熟白芝麻10克，盐2克，白糖2克，米醋3毫升，芝麻油5毫升，辣椒油3毫升，食用油15毫升

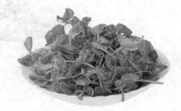

做法：

✤ 将豌豆苗洗净，切去根。鸡蛋打入碗中，用筷子搅拌均匀。

✤ 蒜末装碗，加入米醋、盐，再加入白糖、芝麻油、辣椒油，拌匀调成料汁，待用。

✤ 锅中注入适量清水，下入豌豆苗，焯水至刚刚变软，捞出过凉水，沥干后装碗。

✤ 煎锅中加入食用油烧热，倒入拌好的蛋液，煎成蛋皮。

✤ 将煎好的蛋皮切成丝，放入装豌豆苗的碗中。

✤ 再加入拌好的料汁，撒上熟白芝麻，搅拌均匀，装盘即可。

养生分析：

豌豆苗含有蛋白质、膳食纤维、维生素C、胡萝卜素等营养成分，能增强机体免疫力，降低胆固醇吸收，对高血压有一定的食疗作用。豌豆苗简单拌制最大限度地保留了其营养，且清爽可口。

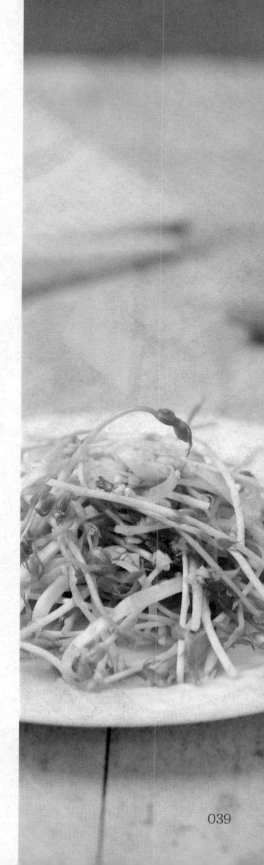

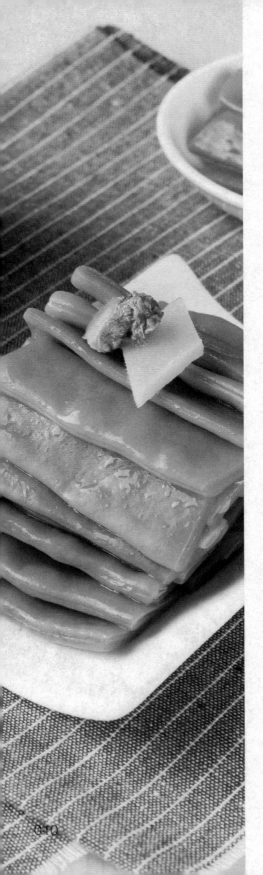

「卤水芸豆角」

厨具：汤锅

烹饪方法：卤

分量：1~2 人份

功效：利肠通便，提高免疫力

材料：芸豆角 200 克，草果 2 个，香叶 3 片，桂皮 3 克，干砂姜 3 克，葱段、姜片各少许，盐 2 克，鸡粉 1 克，食用油适量

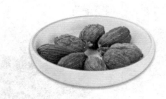

做法：

✦ 洗净去筋的芸豆角切小段。

✦ 汤锅中注水烧热，放入草果、香叶、桂皮、干砂姜，加入姜片和葱段，用大火煮开后转小火续煮 30 分钟成卤水。

✦ 放入盐，搅匀，放入切好的芸豆角段，搅匀，卤 10 分钟至熟软。

✦ 放入鸡粉，搅匀，淋入食用油，搅匀，关火后将卤好的芸豆角段摆盘，放上少许卤料即可。

养生分析：

　　芸豆角含有膳食纤维、维生素 A、B 族维生素、胡萝卜素、钙、钾、磷、镁等营养成分，具有促进新陈代谢、利肠通便、提高人体免疫能力、增强抗病能力、激活 T 淋巴细胞、促进 DNA 合成等功能。

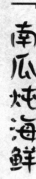

「南瓜炖海鲜」

功效：补中益气，健脾利湿

分量：1~2人份

烹饪方法：炖

厨具：炒锅、南瓜碗

材料：

黄色小南瓜 300 克，虾仁 200 克，红蛤 150 克，墨鱼 200 克，西蓝花 150 克，胡萝卜 30 克，洋葱 50 克，蒜泥 10 克，白酱适量，橄榄油、盐各适量

做法：

✤ 南瓜洗净入微波炉加热 3 分钟后取出，将南瓜做成放置食材的碗。

✤ 墨鱼洗净切片；虾仁、红蛤均洗净；胡萝卜、洋葱均洗净切丁；西蓝花洗净切小朵。

✤ 锅中放入橄榄油烧热，加入蒜泥、洋葱丁、墨鱼片、虾仁、红蛤、胡萝卜丁、西蓝花、盐，拌炒匀，放入适量清水，煮至食材熟透。

✤ 将煮好的食材填入南瓜碗中，拌入白酱，放入锅中隔水炖至食材入味即可。

养生分析：

　　南瓜具有补中益气、健脾利湿、养胃补血等功效。白洋葱含有一种叫硒的抗氧化剂，能使癌症发生率大大下降；还具有抗糖尿病的作用，而且能推迟细胞的衰老，使人延年益寿。

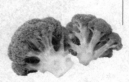

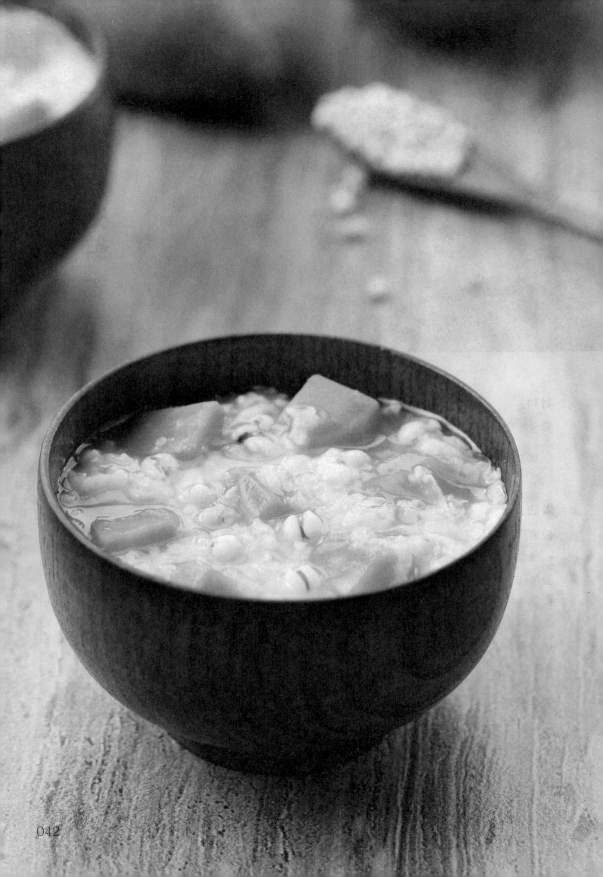

薏米红薯糯米粥

分量： 1~2 人份
烹饪方法： 煮
厨具： 砂锅
功效： 利尿排毒，养护脾胃

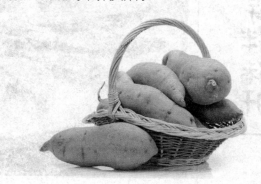

材料：

薏米 30 克，净红薯块 300 克，糯米 100 克，蜂蜜 15 克

做法：

✤ 砂锅中注水烧开，加入已浸泡滤净的薏米、糯米，搅拌均匀。

✤ 盖上锅盖，烧开之后转小火煮约 40 分钟，至米粒变软。

✤ 揭开锅盖，加入备好的红薯块，搅拌一下。

✤ 盖上锅盖，续煮约 20 分钟，煮至食材熟软。

✤ 关火，晾凉后加入蜂蜜，拌匀。

✤ 盛出煮好的粥，装在碗中即可。

养生分析：

此粥含有碳水化合物、蛋白质、脂肪和不饱和脂肪酸等营养成分，能起到促进新陈代谢、养胃等多种作用。薏米有健脾利湿的功效，可以加速排出人体内多余的水分，从而起到排毒、利尿等作用。

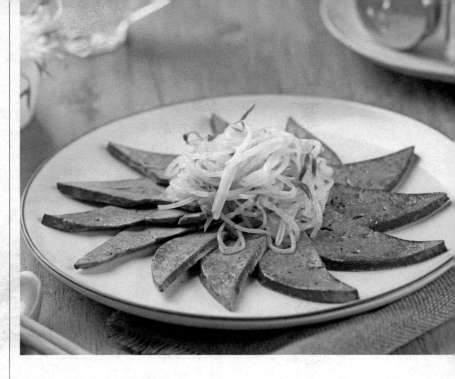

「绿豆芽拌猪肝」

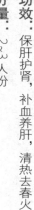

厨具：炒锅

烹饪方法：炒和拌

分量：2~3人份

功效：保肝护肾，补血养肝，清热去春火

材料：

卤猪肝 220 克，绿豆芽 200 克，蒜末、葱段各少许，盐、鸡粉各 2 克，生抽 5 毫升，陈醋 7 毫升，花椒油、食用油各适量

做法：

✦ 将备好的卤猪肝切开，再切片。

✦ 锅中注入适量清水烧开，倒入洗净的绿豆芽拌匀，焯一小会儿，至食材断生后捞出，沥干水分，待用。

✦ 用油起锅，撒上蒜末，爆香，倒入葱段，炒匀，放入部分猪肝片，炒匀。

✦ 关火后倒入焯熟的绿豆芽拌匀，加入盐、鸡粉，淋入生抽、陈醋、花椒油拌匀，至食材入味，待用。

✦ 取盘子，放入余下的猪肝片，摆放好，再盛入锅中的食材，摆好盘即可。

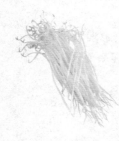

养生分析：

　　春季养肝是中医季节养生的重点。猪肝不仅能补血，还增强肝脏的解毒功能，绿豆芽具有清热解毒、利尿除湿等作用。春季时节猪肝与绿豆芽搭配食用，也不失为一道清热、护肝的美味佳肴。

「燕窝玉米银杏猪肚汤」

厨具: 砂锅

烹饪方法: 炖

分量: 2~3 人份

功效: 养阴润燥,补中益气

材料: 猪肚 230 克,玉米块 160 克,白果 60 克,燕窝、姜片各少许,盐 2 克,鸡粉 2 克,胡椒粉 2 克,料酒少许

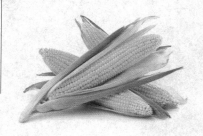

做法:

✤ 猪肚洗净切块。

✤ 锅中注水烧开,倒入猪肚,淋入料酒,用中火煮去异味,捞出猪肚。

✤ 砂锅中注水烧开,倒入猪肚、玉米块、白果、姜片,淋入料酒。

✤ 盖上锅盖,烧开后再转用小火煮约 2 小时。

✤ 放入洗好的燕窝,再盖上锅盖,用小火煮约 10 分钟。

✤ 调入盐、鸡粉、胡椒粉,拌匀入味,盛出即可。

养生分析:

　　猪肚含有蛋白质、维生素 A、维生素 E、镁、铁等营养成分,具有健脾胃、补虚损等功效,是春季补脾胃之佳选。

食悟笔记:

　　处理猪肚时,要撕去里面的油膜,可以更好地去除腥味。

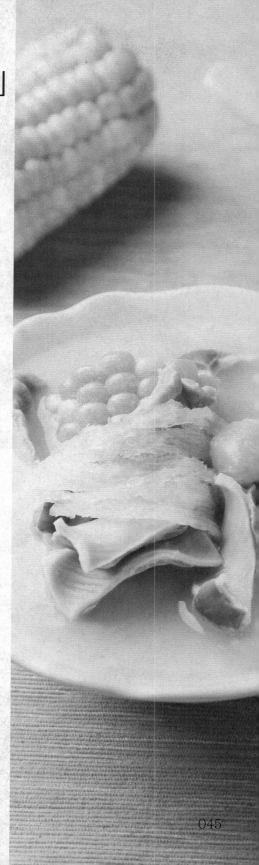

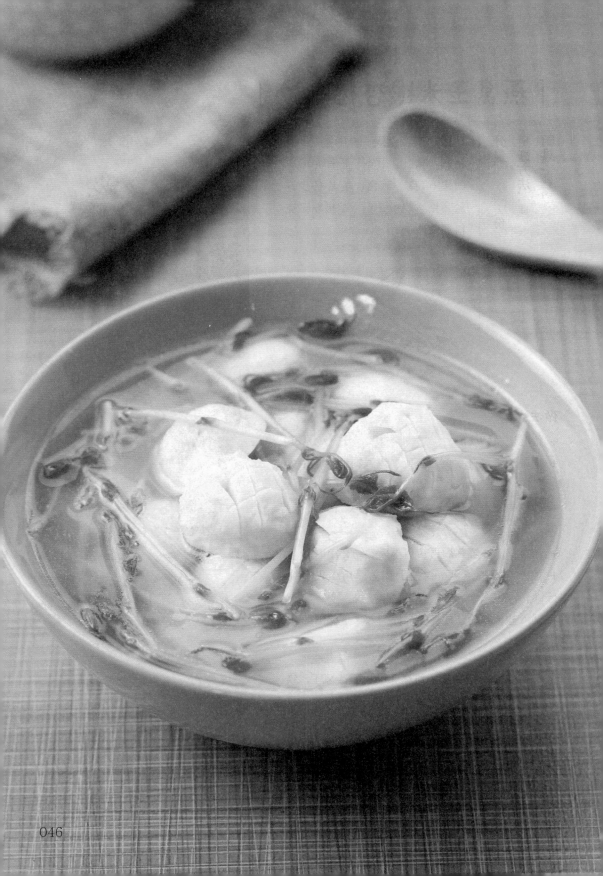

「鱼丸豆苗汤」

分量： 1~2 人份
烹饪方法： 煮或炖
厨具： 砂锅
功效： 利尿止泻，助消化

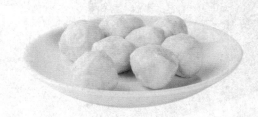

材料：

鱼丸 75 克，豆苗 55 克，葱花少许，盐、鸡粉、胡椒粉各少许，芝麻油 5 毫升

做法：

✤ 洗净的鱼丸对半切开，打上十字花刀，待用。

✤ 砂锅注水煮开，倒入鱼丸，调大火煮约 5 分钟。

✤ 往锅中倒入洗净的豆苗，拌匀。

✤ 加入盐、鸡粉、胡椒粉、芝麻油，拌匀至入味，关火后将煮好的食材盛入碗中，撒上葱花即可。

养生分析：

    豆苗，其叶柔嫩、滑润爽口，并且营养丰富，含有钙质、B 族维生素、维生素 C 和胡萝卜素，有利尿、止泻、消肿、止痛和助消化等作用。除此之外，豆苗还能修复晒黑的肌肤，使肌肤清爽不油腻，有美肤的作用。豆苗搭配筋道的鱼丸，绿白相间，让人胃口大开，非常适合春季食补。

食悟笔记：

    豌豆苗供食用的部位是嫩梢和嫩叶，入锅烫煮时间不宜过长，否则会使其失去营养价值。

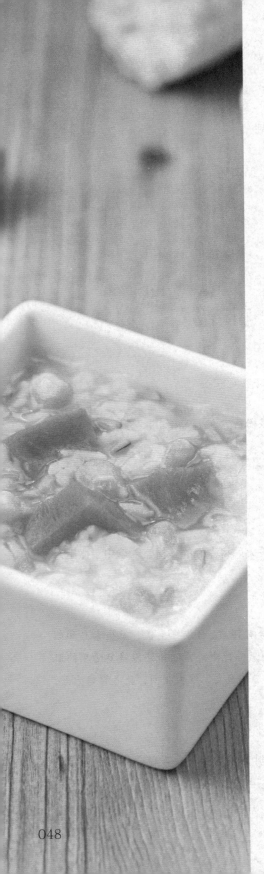

「玉米南瓜大麦粥」

厨具：砂锅

烹饪方法：煮

分量：1~2人份

功效：补中益气，健脾利湿，养胃补血

材料：水发大米 200 克，去皮南瓜 100 克，玉米粒 100 克，水发大麦米 60 克，食用油适量

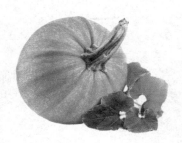

做法：

✥ 将南瓜切块；部分玉米粒洗净、切碎。

✥ 砂锅中注水烧开，倒入切碎的玉米粒，盖上锅盖，大火煮 15 分钟至熟。

✥ 揭开锅盖，放入备好的大麦米、大米、剩下的玉米粒，拌匀。

✥ 盖上锅盖，大火煮开转小火煮 40 分钟至食材熟软。

✥ 揭开锅盖，倒入南瓜块，拌匀，盖上锅盖，续煮 20 分钟至食材熟软。

✥ 揭开锅盖，加入少许油，拌匀，盛出装入碗中即可。

养生分析：

此粥含有丰富的蛋白质、膳食纤维、维生素、钙、磷、铁等营养成分，有增强抵抗力、提神健脑的作用，经常食用对改善春困的现象十分有益。大麦米富含维生素 B_1 与消化酶，对老人、维生素 B_1 缺乏者有食疗效果，还能提神醒脑、消除脑部疲劳。

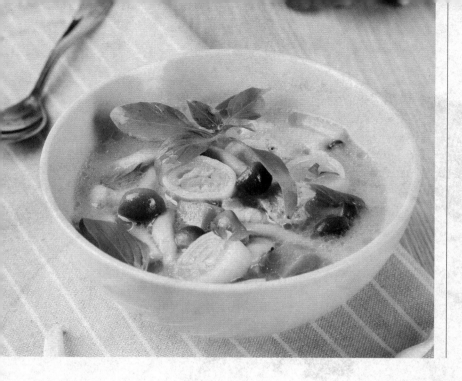

猪肉炖蟹味菇

功效：滋阴润燥，提高免疫力

分量：2~3 人份

烹饪方法：炒、煮

厨具：炒锅

材料：

猪肉 100 克，蟹味菇 25 克，罗勒叶 5 克，大葱 25 克，去皮胡萝卜 40 克，大酱、黄油各 20 克，豆浆 90 毫升，盐、胡椒粉各 2 克

做法：

✤ 洗净的大葱切圆丁；胡萝卜切圆片；洗净的猪肉切小块；蟹味菇洗净，待用。

✤ 将切好的猪肉块装碗，放入盐、胡椒粉，拌匀，腌渍 5 分钟至入味；豆浆中加入大酱，搅拌均匀。

✤ 热锅中放入黄油，加热至融化，放入腌好的猪肉块，翻炒半分钟至转色，倒入切好的大葱丁，炒出香味。

✤ 注入约 300 毫升清水，放入胡萝卜片、蟹味菇，煮约 3 分钟至食材熟透，倒入拌匀的大酱豆浆，搅匀，煮约 1 分钟至入味，关火后盛出汤品，装碗，放上洗净的罗勒叶即可。

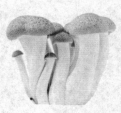

养生分析：

蟹味菇具有防止便秘、防癌抗癌、提高免疫力等功效。豆浆具有健壮骨骼、滋阴润燥、光滑肌肤、清理肠道等作用。

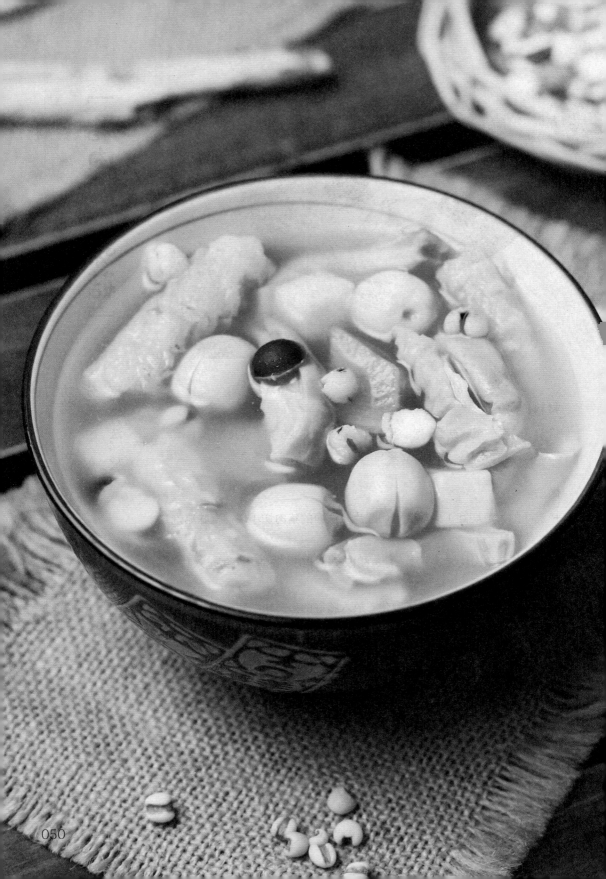

沙参莲子猪肚汤

分量： 1~2 人份

烹饪方法： 炖

厨具： 砂锅

功效： 养阴润燥，滋养脾胃

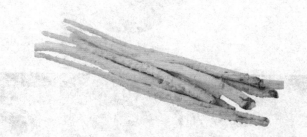

材料：

猪肚 300 克，莲子 50 克，沙参 25 克，芡实 25 克，薏米 15 克，茯苓 5 克，盐 3 克

做法：

+ 猪肚洗净，切成条；沙参洗净，切段；其余材料均洗净，待用。
+ 砂锅中注入适量清水烧开，倒入猪肚，煮至水开。
+ 下入莲子、沙参、芡实、薏米、茯苓，盖上锅盖，焖煮约 30 分钟。
+ 揭开锅盖，调入盐，继续煮一会儿，盛出即可。

养生分析：

沙参含有膳食纤维、维生素、胡萝卜素、磷、钙等营养成分，可以提高机体细胞免疫和非特异性免疫功能，具有清肺化痰、养阴润燥、益胃生津等功效。猪肚鲜美柔韧，有补虚损、健脾胃等功效。将猪肚和祛热清肺的沙参一起炖食，可适当地改善体质，对食欲不振也有疗效。

食悟笔记：

猪肚可以事先用香醋腌渍一会儿，以去除异味。

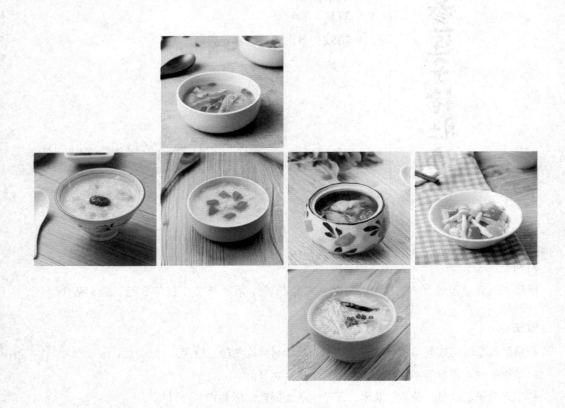

惊蛰

——护肝脾，增免疫

「惊蛰」是指春雷惊醒蛰伏的昆虫，这时节各地气温已经开始转暖，雨水渐渐增多，是春播的时机。春气通肝，春季肝旺容易造成肝火上亢，情绪激动，动辄大发脾气，或容易肝气郁结，情绪低落，出现色斑、面色发黄等。此外肝火过旺易乘脾土，脾失健运，出现食欲不振、腹胀等症状。惊蛰属肝病的高发时节，故惊蛰时要少吃酸、多吃养脾食物，还可以适当食用一些具有补益正气作用的食疗粥来增强体质。

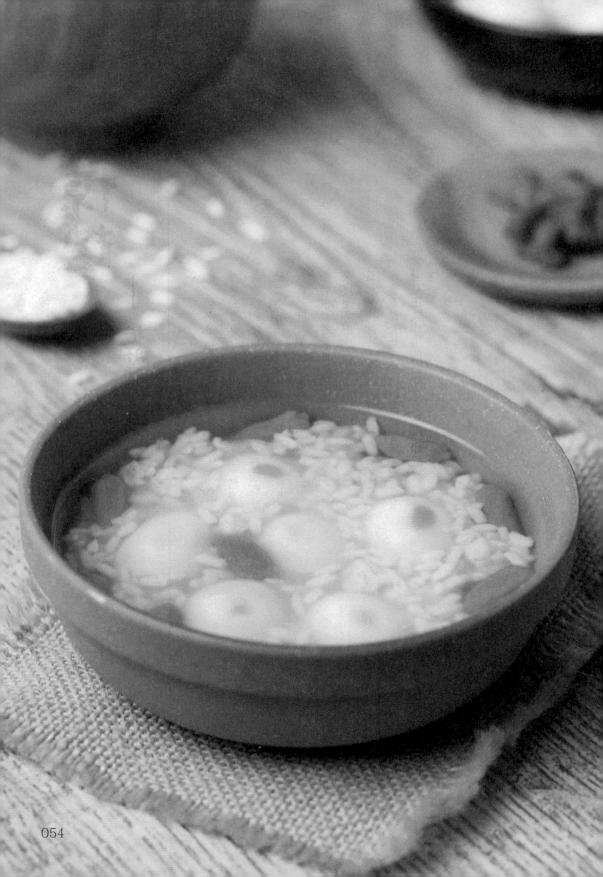

枸杞鹌鹑蛋醪糟汤

分量： 1~2 人份
烹饪方法： 煮
厨具： 砂锅
功效： 补益肝肾，养阴补血

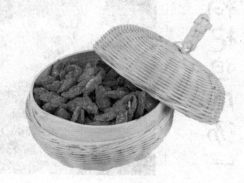

材料：

枸杞 5 克，醪糟 100 克，熟鹌鹑蛋 50 克，白糖适量

做法：

✚ 砂锅中注入适量的清水烧开，倒入备好的醪糟，搅拌均匀。

✚ 盖上锅盖，烧开后再煮 20 分钟。

✚ 揭开锅盖，倒入白糖，搅拌均匀，

✚ 倒入熟鹌鹑蛋和洗好的枸杞，搅拌片刻。

✚ 盖上锅盖，稍煮片刻至食材入味。

✚ 揭开锅盖后持续搅拌一会儿，关火后将煮好的汤水盛出，装入碗中即可。

养生分析：

　　时值春季，五脏中的肝活动较为旺盛，所以春季适宜养肝。枸杞性平味甘，入肝、肾经，春季食用枸杞不但可以养阴补血、滋补肝肾，还可以明目。这款汤鲜美可口，酸酸甜甜，酒酿加进了枸杞、鹌鹑蛋一起煮，更能促进营养成分的吸收，经常食用还有健脑、滋阴、护肤等作用。

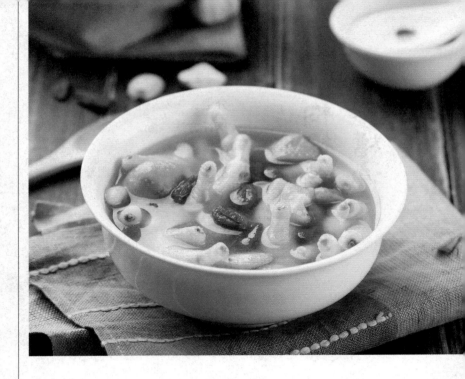

板栗枸杞鸡爪汤

功效：养肝明目

分量：1~2人份

烹饪方法：炖

厨具：砂锅

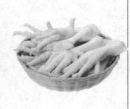

材料：

板栗 200 克，鸡爪 50 克，枸杞 20 克，高汤适量，盐 2 克，料酒适量，白糖适量

做法：

+ 锅中注水烧开，放入处理好的鸡爪，淋入料酒，煮 3 分钟，捞出。
+ 砂锅中注入高汤，烧开后加入鸡爪、板栗。
+ 盖上锅盖，调至大火，煮开后转至中火，炖 3 小时至食材熟软。
+ 揭开锅盖，放入枸杞，搅拌均匀，盖上锅盖，煮 5 分钟。
+ 揭开锅盖，加入白糖、盐，搅拌均匀，至食材入味，盛出即可。

养生分析：

枸杞含有甜菜碱、胡萝卜素、维生素 B_1、维生素 B_2、烟酸、维生素 C、钙、磷、铁及多种氨基酸，有滋肾、补肝、明目等功效。

食悟笔记：

枸杞不宜放太多，否则会影响汤的口感。

「淡菜竹笋筒骨汤」

厨具：砂锅

烹饪方法：炖

分量：1~2人份

功效：补肝肾，益精血

材料：竹笋100克，筒骨120克，水发淡菜干50克，盐1克，鸡粉1克，胡椒粉2克

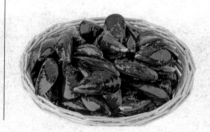

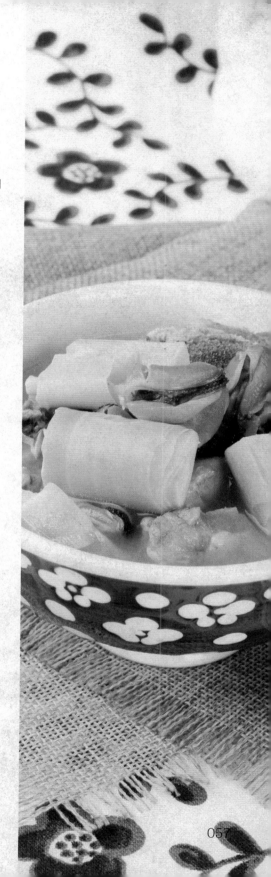

做法：

✤ 材料洗净，竹笋切小段。

✤ 沸水锅中放入筒骨，汆煮约2分钟，捞出待用。

✤ 砂锅注水烧热，放入筒骨、淡菜干、竹笋，搅匀。

✤ 盖上锅盖，用大火煮开后转小火续煮2小时至汤水入味。

✤ 揭开锅盖，加入盐、鸡粉、胡椒粉，搅匀调味，盛出即可。

养生分析：

淡菜含有蛋白质、不饱和脂肪酸、钙、磷、铁、锌等营养成分，具有补肾益精、保护大脑、提高免疫力等作用。将淡菜搭配清热解毒的竹笋和强健骨骼的筒骨，这碗汤绝对是滋润排毒、大补元气的食补佳品。

食悟笔记：

汤中可放些姜片一同烹煮，可去腥提鲜。

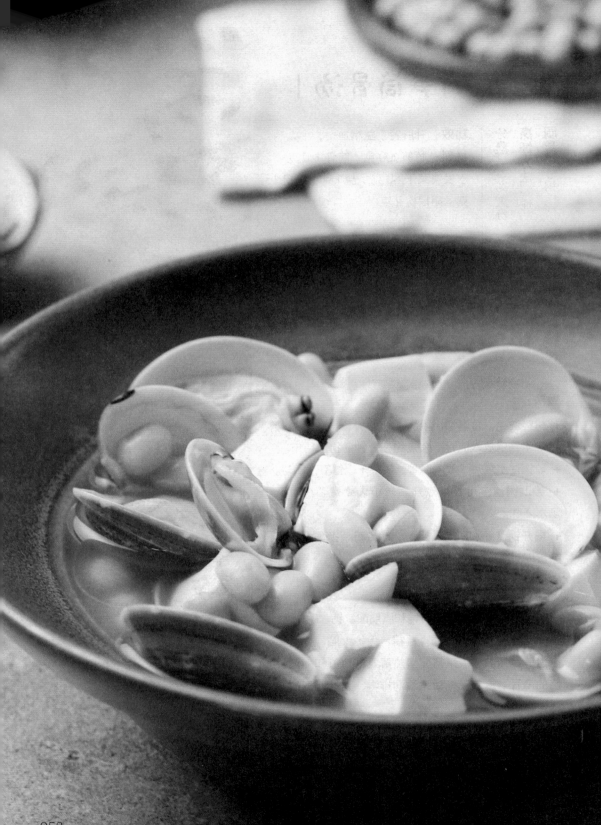

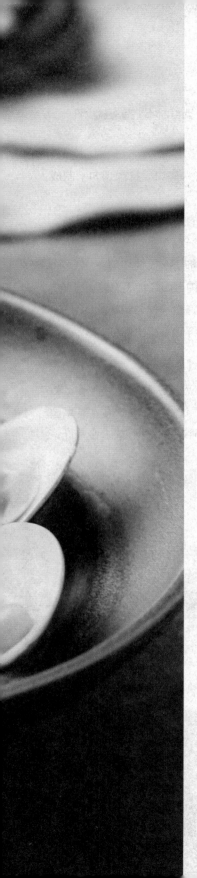

「黄豆文蛤豆腐汤」

分量：1~2 人份

烹饪方法：炖或煮

厨具：炒锅

功效：清热利湿，止消渴，健脾胃

材料：干黄豆 30 克，文蛤 300 克，豆腐 200 克，姜片 5 克，盐、白胡椒粉、植物油各适量

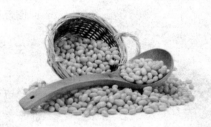

做法：

✤ 将鲜活文蛤放入清水中，加入 1 茶匙盐浸泡 3 小时，之后冲洗净泥沙，沥干水分待用。

✤ 干黄豆用清水浸泡 6 小时；豆腐切小块备用。

✤ 泡好的黄豆放入锅内加水煮熟。

✤ 锅中倒入植物油，烧至七成热时，放入姜片爆香，倒入文蛤，炒至开壳。

✤ 然后加适量清水，开锅后加入煮熟的黄豆、豆腐块。

✤ 放入适量盐和白胡椒粉，搅拌匀，再煮 3 分钟，出锅即可。

养生分析：

　　文蛤不仅肉质鲜美、营养丰富，而且具有很高的食疗药用价值，含有蛋白质、牛磺酸、铁、钙、磷、碘等多种营养元素，有清热利湿、化痰、散结等作用。春季经常食用文蛤，有润五脏、止消渴、健脾胃等功效。

鸡蛋西红柿粥

厨具：砂锅

烹饪方法：煮

分量：1~2人份

功效：补阴益血，除烦安神，补脾和胃

材料：

水发大米 110 克，鸡蛋 50 克，西红柿 65 克，盐少许

做法：

✦ 洗好的西红柿切丁；鸡蛋打入碗中，打散调匀，制成蛋液，备用。

✦ 砂锅中注水烧开，倒入滤净的大米，搅散，盖上锅盖，烧开后用小火煮约 30 分钟至熟软。

✦ 揭开锅盖，倒入切好的西红柿丁，搅拌均匀。

✦ 盖上锅盖，转中火煮约 1 分钟至西红柿丁熟软。

✦ 揭开锅盖，转大火，加入少许盐，搅匀调味。

✦ 倒入蛋液，拌匀，煮至蛋花浮现，盛出即可。

养生分析：

春季常吃鸡蛋可提高免疫力、预防感冒、改善记忆力。西红柿有生津止渴、健胃消食、清热解毒、凉血平肝等作用，与高蛋白的鸡蛋一同入粥，滋补效果非常好，能增强免疫力、美容养颜。

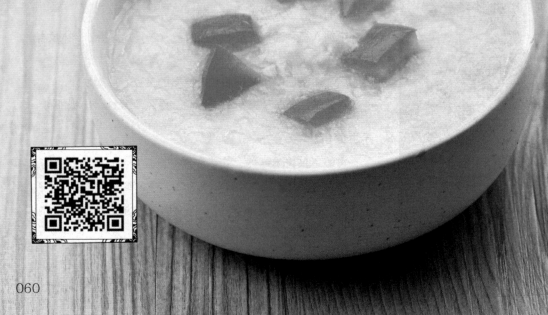

「黄豆红枣粥」

厨具：砂锅

烹饪方法：煮

分量：1~2人份

功效：增强免疫力，防止血管硬化

材料：水发大米350克，水发黄豆150克，红枣20克，清水适量，白糖适量

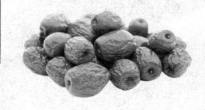

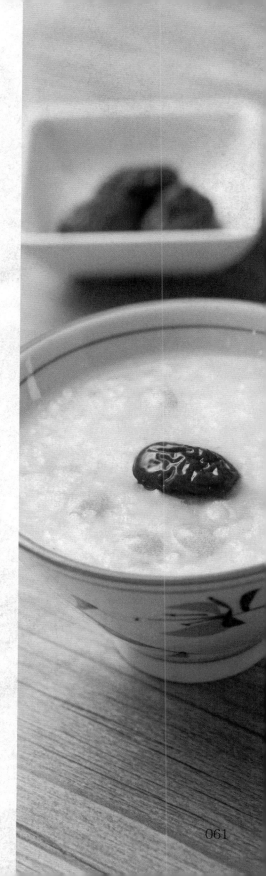

做法：

✤ 砂锅注水，倒入泡好滤净的大米，放入备好的黄豆、红枣。

✤ 盖上锅盖，用大火煮开后转小火续煮40分钟至食材熟软。

✤ 揭开锅盖，加入白糖，拌至溶化，盛出装碗即可。

养生分析：

　　黄豆含植物性蛋白质，有"植物肉"的美称。缺少蛋白质，会出现免疫力下降、容易疲劳的症状，吃黄豆有改善这种症状的作用。

食悟笔记：

　　有严重肝病、肾病、消化性溃疡、动脉硬化的人，低碘者和对黄豆过敏者禁食。

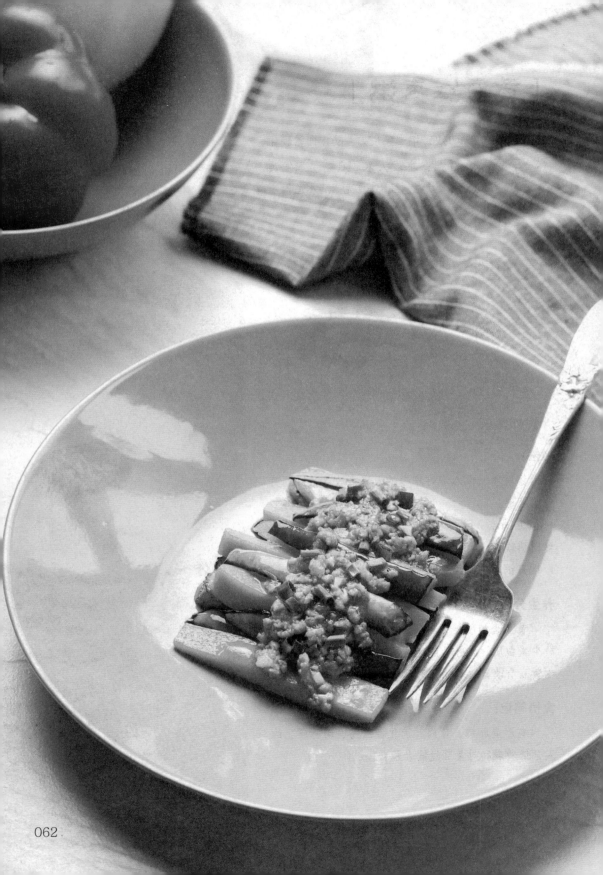

芒果烧茄条

分量： 2人份

烹饪方法： 炒

厨具： 炒锅

功效： 清热滋阴

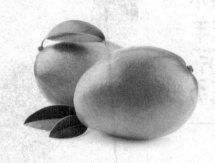

材料：

芒果条150克，茄子185克，肉末80克，葱花、蒜末各少许，盐、鸡粉各1克，生抽、水淀粉各5毫升，食用油适量

做法：

✛ 洗净的茄子切条。

✛ 锅中倒入食用油，烧至五成热，倒入切好的茄子，油炸约3分钟至呈微黄色。

✛ 取出炸好的茄子，沥干油分，装盘待用。

✛ 锅注油烧热，倒入肉末，炒约2分钟至变色。

✛ 放入蒜末炒香，加入生抽、清水、茄子翻炒均匀。

✛ 加入盐、鸡粉炒约1分钟至入味，加入水淀粉勾芡收汁。

✛ 倒入芒果条翻炒均匀，装入盘中，撒上葱花点缀即可。

养生分析：

　　茄子是为数不多的紫色蔬菜之一，具有延缓衰老、清热解毒、降低胆固醇含量、降血压等功效，芒果含有粗纤维、糖、蛋白质、维生素A、维生素C等营养成分。这道菜肴具有抗衰、开胃、降脂降压等功效，春季食用，效果更佳。

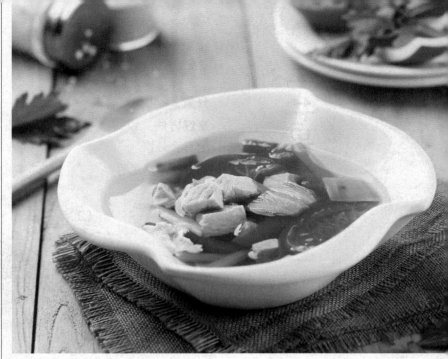

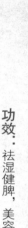

「西红柿洋芹汤」

厨具：砂锅

烹饪方法：煮

分量：1～2人份

功效：祛湿健脾，美容养颜

材料：

芹菜45克，瘦肉95克，西红柿65克，洋葱75克，姜片少许，盐2克

做法：

+ 洋葱、西红柿均洗净切块；芹菜洗净切段；瘦肉洗净切大块。
+ 锅中注水烧开，放入瘦肉块，氽片刻，捞出。
+ 砂锅中注水烧开，倒入瘦肉块、洋葱块、西红柿、姜片拌匀。
+ 盖上锅盖，大火煮开后转小火煮1小时至熟。
+ 放入芹菜段拌匀，盖上锅盖，续煮10分钟至芹菜熟。
+ 调入盐，搅拌片刻至入味，盛出即可。

养生分析：

西红柿含有胡萝卜素、B族维生素、维生素C、苹果酸、柠檬酸等营养成分，具有促进消化、开胃消食、美白肌肤、生津止渴、清热解毒、凉血平肝等作用。春季多风干燥，吃些西红柿，不但可以补中和血、益气生津，还可以改善食欲不振。

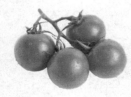

「墨鱼花炖肉」

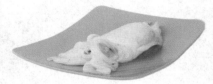

厨具：砂锅

烹饪方法：炖

分量：1~2人份

功效：养血滋阴，补脾益肾

材料：五花肉 150 克，墨鱼 150 克，八角 2 个，姜片、葱段各少许，盐、鸡粉各 3 克，水淀粉、料酒、生抽各 5 毫升，食用油适量

做法：

✤ 处理好的墨鱼须切成小段；墨鱼身体表面划十字花刀，再切成小块；五花肉切成片。

✤ 沸水锅中倒入墨鱼，氽煮至转色，捞出，沥干水待用。

✤ 热锅注油烧热，倒入五花肉片，炒至稍微转色，倒入八角、葱段、姜片爆香，加入料酒、生抽，炒入味。

✤ 注入 400 毫升清水，加入盐，拌匀，大火煮开，转小火煮 5 分钟，放入墨鱼、鸡粉，再次注入 50 毫升清水，加入水淀粉，拌匀至入味，盛入盘中即可。

养生分析：

墨鱼是一种高蛋白低脂肪的滋补食品，含有维生素 A、B 族维生素以及钙、磷、铁等营养素，具有养血滋阴、健胃理气、滋养肝肾、补脾益肾、调经等功效。

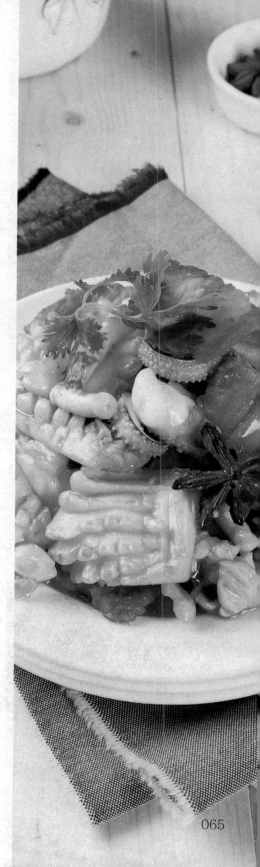

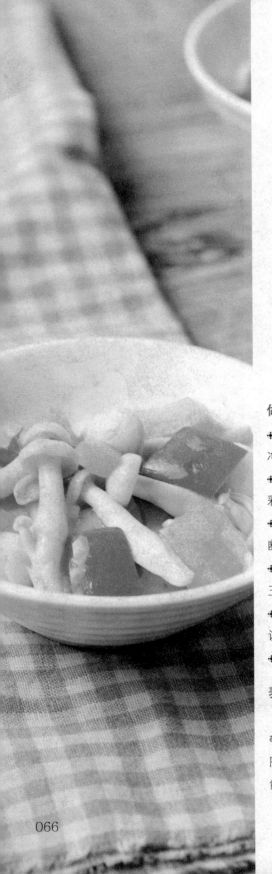

「蘑菇藕片」

厨具：炒锅

烹饪方法：炒

分量：1~2人份

功效： 益气补血

材料： 白玉菇100克，莲藕90克，彩椒80克，姜片、蒜末、葱段各少许，盐3克，鸡粉2克，料酒、生抽、白醋、水淀粉、食用油各适量

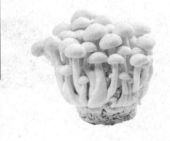

做法：

✤ 洗净的白玉菇切成段；洗好的彩椒切成小块；洗净去皮的莲藕切成片。

✤ 锅中注水烧开，放入食用油、1克盐、白玉菇、彩椒搅匀，煮1分钟，捞出。

✤ 沸水锅中放入白醋，倒入藕片拌匀，煮1分钟至断生，捞出。

✤ 用油起锅，放入姜片、蒜末、葱段爆香，倒入白玉菇、彩椒、莲藕炒匀。

✤ 淋入料酒、生抽炒匀，加入2克盐、鸡粉，炒匀调味。

✤ 倒入适量水淀粉，快速拌炒均匀，装入盘中即可。

养生分析：

　　莲藕含有淀粉、蛋白质、脂肪、粗纤维、钙、磷、铁、维生素C及氧化酶等成分，具有消瘀清热、除烦解渴、止血健胃的功效。糖尿病患者常食莲藕，能健脾开胃、益血补心。

牛奶蛤蜊汤

厨具： 砂锅

烹饪方法： 炖

分量： 2人份

功效： 降低血压，滋阴润燥

材料：

蛤蜊 300 克，米酒 150 毫升，姜片 5 克，白糖 2 克

做法：

✛ 蛤蜊提前用清水浸泡数小时，至吐净沙子。

✛ 净锅注入水烧开，放入姜片、蛤蜊，煮至蛤蜊壳开后捞出，用清水洗净，待用。

✛ 另起锅注入适量米酒，大火煮至沸腾。

✛ 转小火，倒入蛤蜊煮至蛤蜊肉熟软。

✛ 加入少许白糖，煮至入味，盛入碗中即可。

养生分析：

　　蛤蜊是一种清补的营养食品，它的蛋白质含量多而脂肪含量少，适合血脂偏高或高胆固醇血症者食用。此外，蛤蜊还含有多种矿物质，滋阴润燥，可用于辅助治疗五脏阴虚、消渴、纳汗、干咳、失眠等病症。

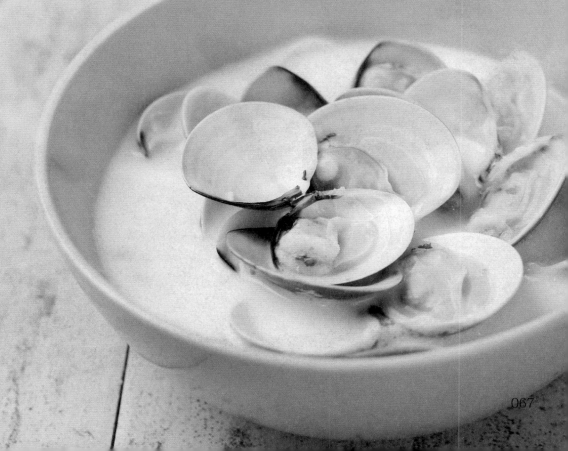

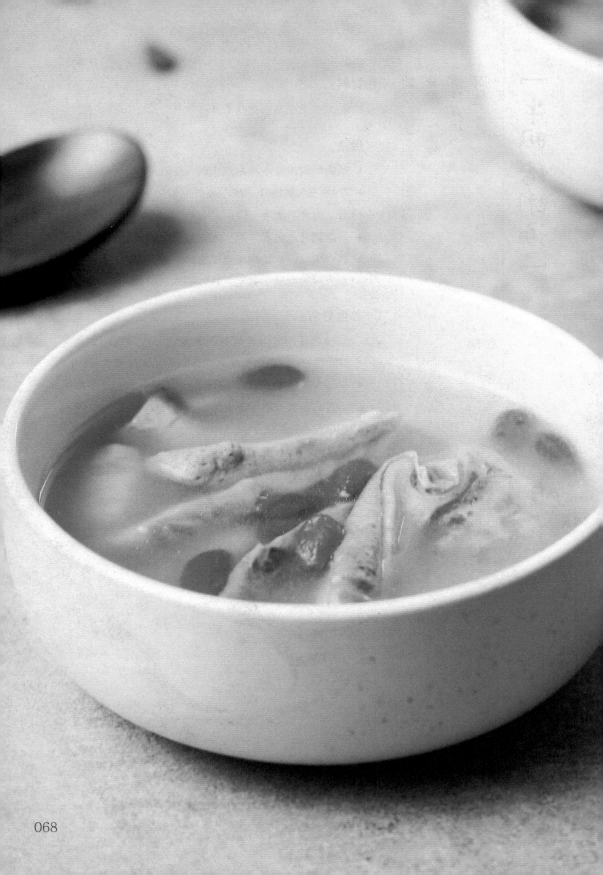

「枸杞二肚汤」

分量： 1~2人份
烹饪方法： 炖
厨具： 电饭锅
功效： 滋阴补血，养脾健胃

材料： 猪肚400克，鱼肚180克，枸杞30克，姜水适量，生粉适量，盐适量

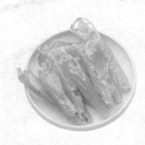

做法：

✤ 鱼肚洗净，用清水浸泡1小时左右。

✤ 用姜水焯烫一下，沥干，待用。

✤ 猪肚用生粉擦洗几遍，洗去猪肚表面的黏液，直到无滑腻感。

✤ 然后再用盐擦搓猪肚两三遍，以去除臊味。放进开水锅中煮至白脐结皮取出，再放在冷水中，用刀刮去白脐上的秽物。再次放进开水锅中煮一会儿，捞起。

✤ 全部食材放入电饭煲中，一次性加足适量的清水，盖锅盖。

✤ 选择炖煮功能，至熟。揭开锅盖，加入适量的盐调味即可享用。

养生分析：

　　猪肚含有蛋白质、脂肪、碳水化合物、维生素及钙、磷、铁等，具有补虚损、健脾胃的功效，适用于气血虚损、身体瘦弱者食用。这道枸杞二肚汤具有补血、滋阴、安胎的功效，适用于阴血不足所致的胎动不安、烦躁等。

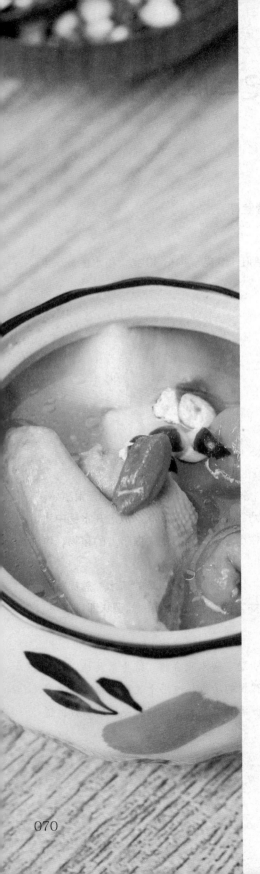

「山药芡实老鸽汤」

厨具：砂锅

烹饪方法：炖

分量：2~3 人份

功效： 健脾益胃，滋肾益精，润肺止咳

材料： 芡实 50 克，老鸽肉 200 克，山药块 200 克，桂圆肉少许，枸杞少许，高汤适量，盐 2 克

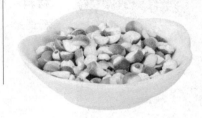

做法：

✦ 锅中注水烧开，放入洗净的鸽子肉，拌匀，氽去血水，捞出过冷水。

✦ 砂锅注入适量高汤烧开，放入鸽子肉、山药、芡实，拌匀。

✦ 盖上锅盖，调至大火，煮开后调至中火，煮 3 小时至食材熟透。

✦ 揭开锅盖，加入少许桂圆、枸杞，加入盐，搅拌均匀，至食材入味，再盖上锅盖，煮 10 分钟。

✦ 揭开锅盖，将煮好的汤料盛出装碗即可。

养生分析：

芡实含有蛋白质、粗纤维、灰分、烟酸、抗坏血酸等成分，具有补中益气、固肾涩精、补脾止泄等功效。

食悟笔记：

山药块可以稍微切得大一些，这样不易煮烂。

上汤娃娃菜

厨具： 炒锅

烹饪方法： 煮

分量： 1~2人份

功效： 利尿通便，清热解毒

材料：

娃娃菜1棵，皮蛋1个，红椒15克，小葱段10克，大蒜5克，高汤500毫升，盐2克，水淀粉5毫升，食用油10毫升

做法：

✤ 将娃娃菜洗净，切成块。皮蛋去壳，切成小丁。红椒切成菱形块。

✤ 锅中注入少许油烧热，放入两颗大蒜爆香，再加入适量高汤烧热。

✤ 锅中放入切好的娃娃菜，煮至变软。

✤ 倒入切好的皮蛋、红椒，撒上小葱段，淋入适量水淀粉勾芡。

✤ 加入少许盐拌匀，煮至入味，盛出装碗即可。

养生分析：

娃娃菜有养胃生津、除烦解渴、利尿通便、清热解毒等功效。

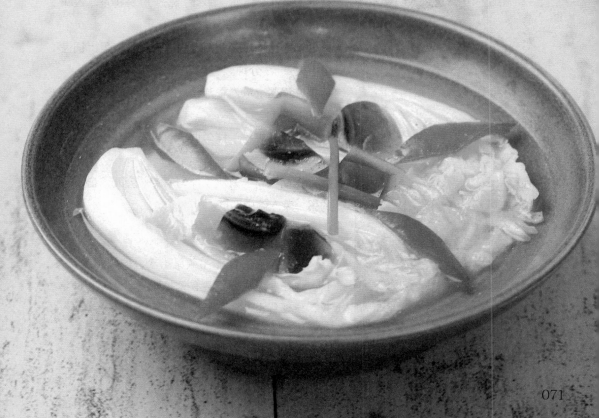

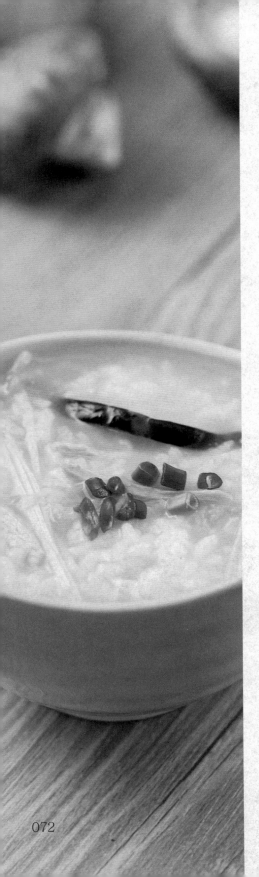

「香菇包菜鸡肉粥」

厨具：砂锅

烹饪方法：煮

分量：1～2人份

功效：益气开胃，提高免疫力

材料：鲜香菇60克，包菜80克，鸡胸肉150克，水发大米100克，姜丝、葱花各少许，盐3克，鸡粉3克，生粉2克，胡椒粉1克，食用油适量

做法：

✤ 洗净的包菜切成丝；洗好的香菇切成丝；洗净的鸡胸肉切片。

✤ 把鸡肉片装入碗中，放入盐、鸡粉、生粉、姜丝，拌匀。

✤ 淋入少许食用油，拌匀，腌渍10分钟至其入味，备用。

✤ 砂锅中注水烧开，倒入洗好的大米，盖上锅盖，用小火煮30分钟。

✤ 揭开锅盖，放入香菇丝、鸡肉片，拌匀，用小火续煮15分钟。

✤ 倒入盐、鸡粉，拌匀调味，放入包菜丝，拌匀，煮约2分钟。

✤ 加入胡椒粉、葱花，拌匀，煮一会儿，盛出煮好的粥，装入碗中即可。

养生分析：

　　此粥含有蛋白质、B族维生素、叶酸、膳食纤维、铁、钾等营养成分，具有保护肝脏、益气补血等功效，能缓解由身体虚弱引起的乏力，还能增强人体的免疫能力。

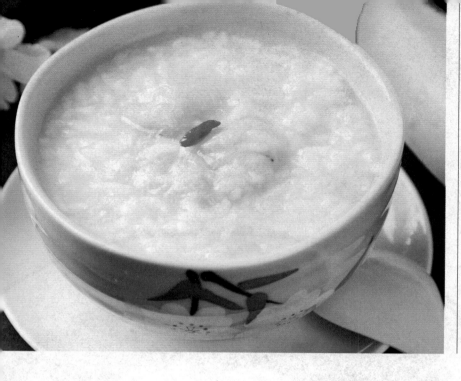

香蕉粥

功效：润肺解酒，健脾滑肠

分量：1~2人份

烹饪方法：煮

厨具：砂锅

材料：

去皮香蕉 250 克，水发大米 400 克，枸杞少许

做法：

✤ 洗净的香蕉切丁。

✤ 砂锅中注入适量清水烧开，倒入大米，拌匀。

✤ 盖上锅盖，大火煮 20 分钟至熟。揭开锅盖，放入香蕉丁。

✤ 盖上锅盖，续煮 2 分钟至食材熟软。

✤ 揭开锅盖，搅拌匀，将煮好的粥盛入碗中，放上洗净的枸杞做装饰即可。

养生分析：

　　香蕉含有钾、碳水化合物等成分，钾在人体内能够帮助维持肌肉和神经的正常功能，吃香蕉则可补充钾的不足，还能解除疲劳。此粥含有碳水化合物、葡萄糖、蛋白质、维生素 C 及钾、磷、镁、钙等营养成分，能起到促进食欲、助消化、补充能量的作用，对易疲惫、打瞌睡等现象有改善作用，适合在春季食用。

食悟笔记：

　　煮香蕉的时间不要太长，否则香蕉会变软，影响口感。

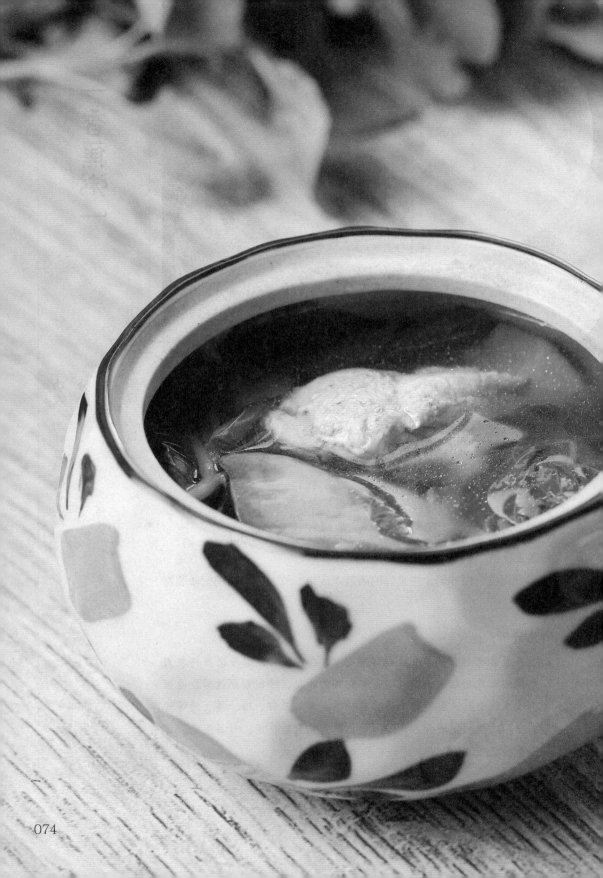

「决明鸡肝苋菜汤」

分量: 1~2 人份
烹饪方法: 煮
厨具: 砂锅
功效: 补血养肝

材料: 苋菜 200 克,鸡肝 50 克,瘦肉 50 克,决明子 10 克,盐 2 克,鸡粉 2 克,料酒 5 毫升

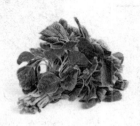

做法:

✤ 处理干净的鸡肝切成片,备用;瘦肉洗净,切块。

✤ 锅中注水烧开,倒入鸡肝,淋入料酒,汆水捞出。

✤ 砂锅中注水烧热,倒入决明子,烧开后转中火煮 30 分钟至其析出有效成分,将药材捞干净。

✤ 倒入苋菜,煮至软,放入鸡肝、瘦肉,略煮一会儿。

✤ 加入盐、鸡粉,搅匀,盛碗即可。

养生分析:

苋菜是春季补血养肝佳蔬,含有赖氨酸、胡萝卜素、B 族维生素、维生素 C、铁、钙、磷等营养成分,具有清热解毒、利尿除湿、降血压等功效。

食悟笔记:

苋菜不宜煮太久,以免破坏其营养。鸡肝细嫩,煲汤后营养更易吸收,但是处理的时候可要注意去除表面的苦胆和筋络,不然美味就大打折扣了。

枣仁鲜百合汤

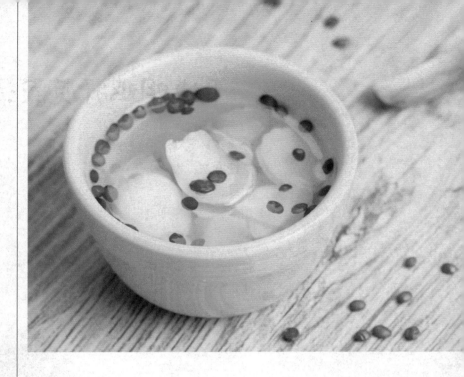

功效：护肝健脾，润肺止咳

分量：1~2人份

烹饪方法：煮

厨具：砂锅

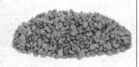

材料：

鲜百合 60 克，酸枣仁 20 克

做法：

✤ 将洗净的酸枣仁切碎，备用。

✤ 砂锅中注入适量清水烧热，倒入酸枣仁。

✤ 盖上锅盖，用小火煮约 30 分钟，至其析出有效成分。

✤ 揭开锅盖，倒入洗净的鲜百合，搅拌匀，用中火煮约 4 分钟，至食材熟透。

✤ 关火后盛出煮好的汤料，装入碗中即成。

养生分析：

　　百合含有蛋白质、还原糖、淀粉、B 族维生素、维生素 C、秋水仙碱、钙、磷、铁等营养成分，具有养心安神、润肺止咳等功效。

食悟笔记：

　　酸枣仁不宜切得太碎，否则会影响口感。

「竹荪炖黄花菜」

厨具：砂锅

烹饪方法：炖

分量：1~2人份

功效：降血压，养护脾胃

材料：猪瘦肉130克，水发黄花菜120克，水发竹荪90克，姜片、花椒各少许，盐、鸡粉各2克，料酒4毫升

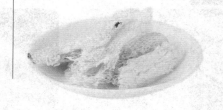

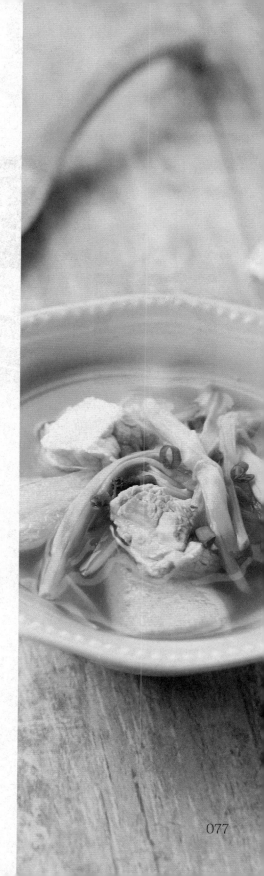

做法：

✤ 将洗净的竹荪切成段；洗好的黄花菜切去根部；洗净的瘦肉切开，再切小块。

✤ 砂锅中注入适量清水烧开，放入备好的花椒、姜片，倒入瘦肉块，再放入切好的黄花菜、竹荪段。

✤ 淋入少许料酒，搅拌匀，去除腥味，煮沸后盖上锅盖，用小火炖煮约20分钟，至食材熟透。

✤ 揭开锅盖，加入少许盐、鸡粉，拌匀调味，再转大火略煮片刻，至汤汁入味，关火后盛出炖好的汤料，装入汤碗中即成。

养生分析：

黄花菜含有维生素B_1、烟酸及钙、磷、铁等营养成分，能显著降低血清胆固醇含量，有利于稳定血压。竹荪含有蛋白质、碳水化合物、菌多糖、粗纤维、灰分等营养成分，高血压病患者食用竹荪，对降血压、维护身体健康等有一定的作用。

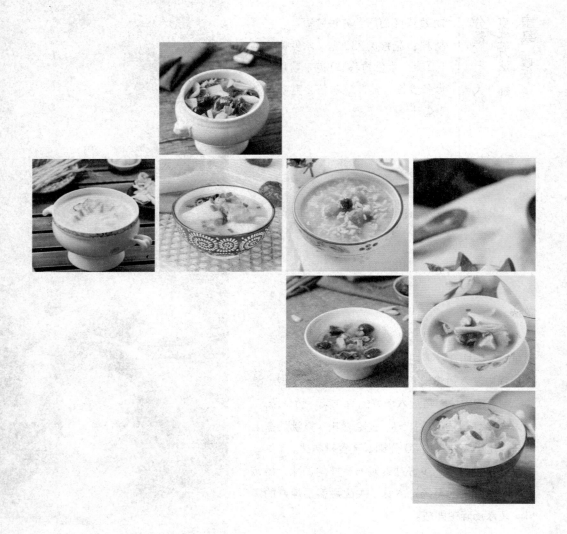

春分

——调阴阳，健脾胃

「春分」是春季过半的意思，是农家最忙的时候之一，也是春暖花开的时节。古人云：「春分者，阴阳相半也，故昼夜均而寒暑平。」在中医看来，春分时节正是调理体内阴阳平衡、协调机体功能的重要时机，因此，要把握好这个养生的好时机。

春分时节属仲春，此时肝气旺、肾气弱，故在饮食方面要少吃酸性食物，多吃辛味食物。同时，由于肝气旺，易克脾土，而且春季雨水多，湿气重，饮食也要注意健运脾胃、健脾祛湿。

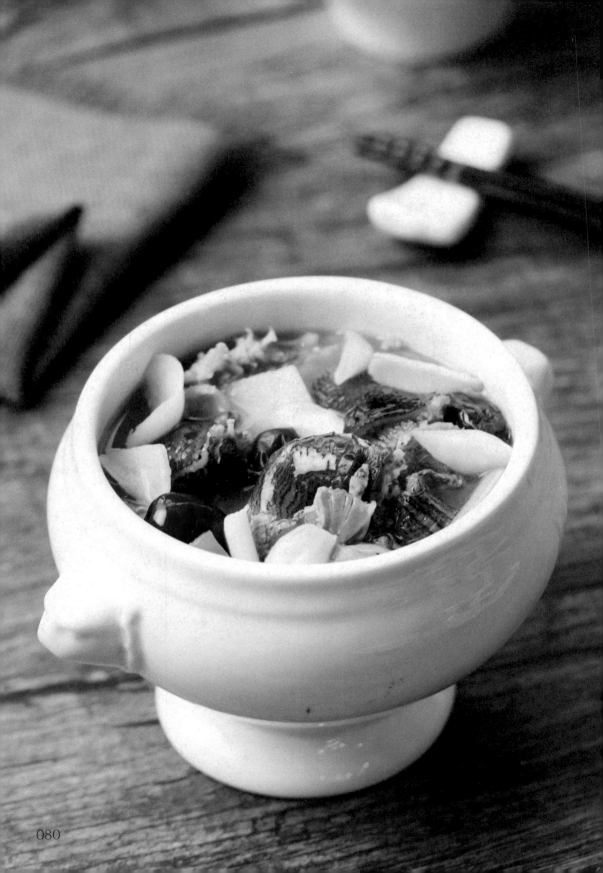

百合红枣乌龟汤

分量： 1~2 人份
烹饪方法： 炖
厨具： 砂锅
功效： 补肾补虚，滋阴养血

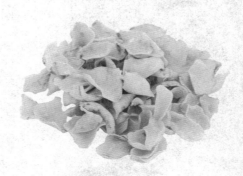

材料：

乌龟肉 300 克，红枣 15 克，百合 20 克，姜片、葱段各少许，盐 2 克，鸡粉 2 克，料酒 5 毫升

做法：

✚ 锅中注水烧开，倒入乌龟肉，淋入料酒，略煮一会儿，汆去血水，捞出，放凉待用。
✚ 砂锅中注入适量清水，用大火烧热。
✚ 倒入备好的红枣、姜片、葱段、乌龟肉。
✚ 盖上锅盖，烧开后转小火煮 90 分钟。
✚ 揭开锅盖，倒入洗净的百合，小火续煮 30 分钟至食材熟透，加入少许盐、鸡粉调味，盛出即可。

养生分析：

乌龟肉富含骨胶原和蛋白质、钙、磷、脂类、肽类和多种酶，具有补肾补虚的功效。百合具有养心安神、润肺止咳等功效。百合和龟肉均为滋补佳品，两者炖汤适合春季食用，清润可口，有滋阴养血的功效。

食悟笔记：

乌龟肉腥味较重，汆水的时间可长一点。

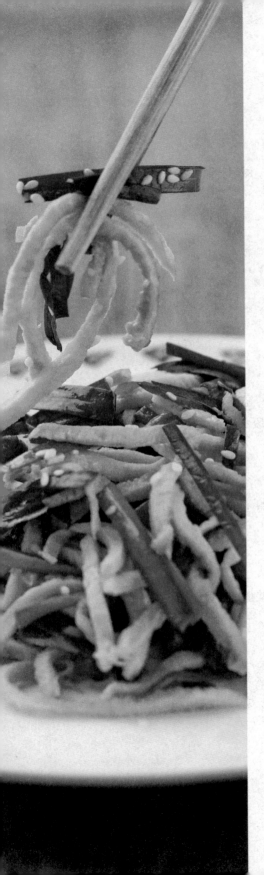

「蛋丝拌韭菜」

厨具： 碗

烹饪方法： 拌

分量： 1~2人份

功效： 温肾补阳，暖胃健脾

材料： 韭菜80克，鸡蛋1个，姜末15克，熟白芝麻、蒜末各适量，白糖、鸡粉各1克，生抽、香醋、花椒油、芝麻油各5毫升，辣椒油10毫升，食用油适量

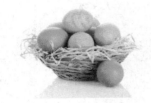

做法：

✤ 锅中注水烧开，倒入洗净的韭菜，氽至断生，捞出，切成小段；取一碗，打入鸡蛋搅散。

✤ 用油起锅，倒入蛋液，煎约2分钟，翻面，煎至两面微焦，取出，切成丝。

✤ 取一碗，倒入姜末、蒜末、生抽、白糖、鸡粉、香醋、花椒油、辣椒油、芝麻油拌匀，制成酱汁。

✤ 取一碗，倒入韭菜、蛋丝、酱汁拌匀，摆在盘中，撒上白芝麻即可。

养生分析：

春天人体肝气易偏旺，从而影响到脾胃的消化吸收功能，此时多吃韭菜可增强人体的脾胃之气，对肝功能也有益处。中医认为，韭菜有温中散寒的作用。三月时气候乍暖还寒，而性温的韭菜最宜养人体阳气，因此在春季吃韭菜，可温肾助阳、增强人体脾胃之气、增进食欲、增强消化功能，还有助于疏调肝气。

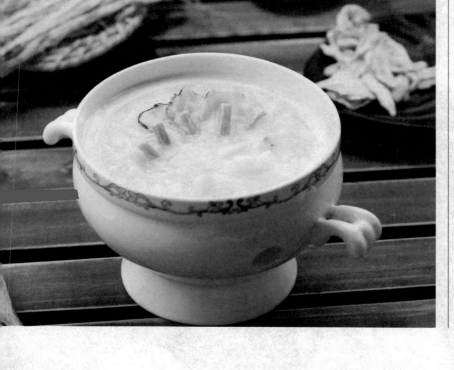

功效：清肺化痰，预防流感

分量：1~2 人份

烹饪方法：煮

厨具：砂锅

材料：

马蹄 100 克，党参 10 克，当归 8 克，水发大米 120 克

做法：

+ 洗净去皮的马蹄切成小块，待用。
+ 砂锅中注入适量清水烧开，放入备好的党参、当归。
+ 再倒入备好的马蹄块、水发大米，搅拌均匀。
+ 盖上锅盖，烧开后转小火煮 30 分钟至食材熟透。
+ 揭开锅盖，持续搅拌一会儿。
+ 关火后将煮好的粥盛出，装碗即可。

养生分析：

春季吃马蹄正当时，能起到润燥解毒、化湿祛痰和预防流感的功效。用马蹄熬粥，清甜爽口，养生价值很高。

食悟笔记：

体质虚、寒者宜少食或不食。

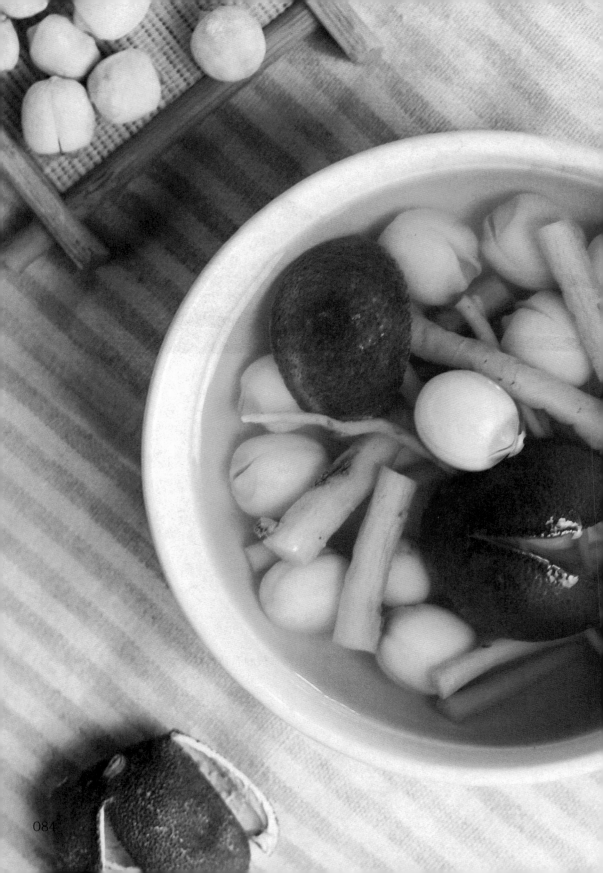

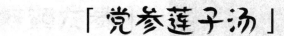

「党参莲子汤」

分量： 1~2 人份

烹饪方法： 炖

厨具： 养生壶

功效： 养心安神，健脾补胃

材料： 水发莲子 100 克，陈皮 15 克，党参 30 克，红糖适量

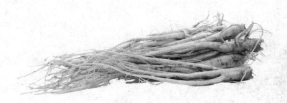

做法：

✤ 养生壶接通电源，放入不锈钢内胆，压紧，倒入洗净的莲子。

✤ 放入备好的党参，撒上陈皮，注入适量清水。

✤ 盖上壶盖，按"开关"键通电，选择"煎熬中药"功能，再调到"调理类"图标。

✤ 进入默认程序，待机器运行约 90 分钟，熬出药材中的有效成分。

✤ 断电后倒出药膳汤，装在碗中，饮用时加入红糖拌匀即可。

养生分析：

　　莲子含有蛋白质、棕榈酸、油酸、亚麻酸、荷叶碱及钙、磷、铁等营养元素，具有清心醒脾、补脾止泻、养心安神、明目、补中养神、健脾补胃等作用。同时，莲子中还含有较多的棉子糖，是老少皆宜的滋补品，可经常食用。

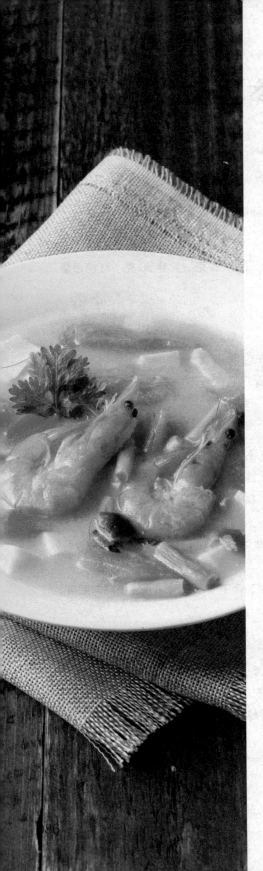

「泰式酸辣虾汤」

厨具：炒锅

烹饪方法：煮

分量：2人份

功效：增强免疫力

材料：基围虾4只（80克），西红柿150克，去皮冬笋120克，茶树菇60克，去皮红薯60克，牛奶100毫升，香菜叶少许，朝天椒1个，泰式酸辣酱30克，椰子油5毫升，盐2克，黑胡椒粉3克

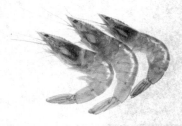

做法：

✤ 洗净的茶树菇切去根部，改切成小段；冬笋切成小块；洗净的西红柿去蒂，改切成块；洗净的朝天椒切去柄部，改切成圈；红薯切成丁。

✤ 沸水锅中倒入红薯丁，焯煮片刻至断生，捞出，装入碗中，将焯煮红薯丁的汤水同样盛入碗中。

✤ 榨汁杯中加入红薯丁、牛奶、泰式酸辣酱、盐、红薯丁汤水，榨取汁水。

✤ 沸水锅中倒入基围虾，加入茶树菇段、冬笋块、西红柿块、朝天椒圈、盐，煮开后转小火煮8分钟，将榨好的汁倒入锅中，加入黑胡椒粉、椰子油，拌匀入味，盛入碗中，放上香菜叶即可。

养生分析：

茶树菇含有膳食纤维、钾、钠、磷及维生素E等营养成分，具有增强免疫力、降低胆固醇、抵抗衰老等功效。

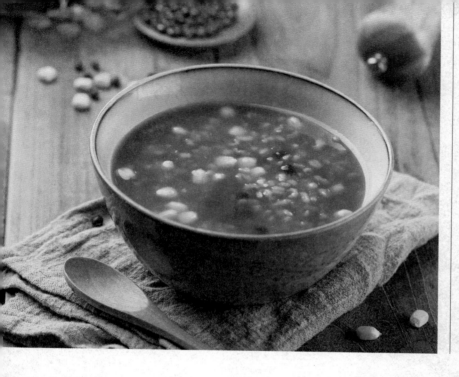

「红豆麦粥」

功效：利湿消肿，清热退黄，解毒排脓

分量：1~2人份

烹饪方法：煮

厨具：砂锅

材料：

小麦米 60 克，红豆 60 克，大米 80 克，鲜玉米粒 90 克，盐 2 克

做法：

✚ 砂锅中注水烧开，倒入泡好滤净的小麦米、红豆、大米，拌匀。

✚ 盖上锅盖，用大火煮开后转小火续煮 20 分钟至食材熟透。

✚ 揭开锅盖，倒入备好的玉米粒，拌匀。

✚ 盖上锅盖，大火煮开后转小火续煮 20 分钟至玉米粒熟软。

✚ 揭开锅盖，加入盐，拌匀，关火后盛出煮好的粥，装碗即可。

养生分析：

红豆性平、味甘酸，有清热除湿、消肿解毒、提神解疲的功效。红豆中的皂角苷可刺激肠道，有良好的利尿作用，能解酒、解毒，对心脏病、肾病和水肿患者均有益。春季常食红豆，能补充铁质，并能有效改善疲惫、无力的症状。此粥可作为贫血者、体虚者的春季食疗佳品。

食悟笔记：

可以依个人口味加入少许芝麻油，这样味道会更香。

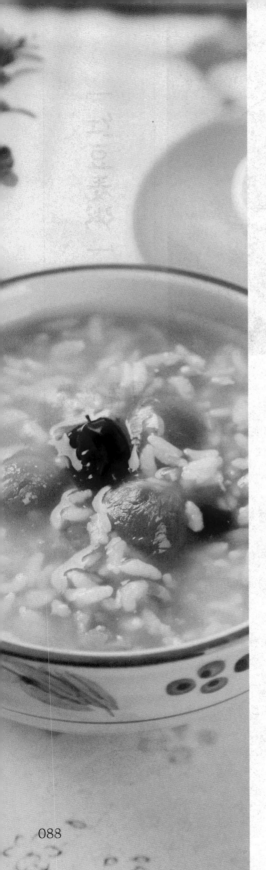

「红枣小麦粥」

厨具：砂锅

烹饪方法：煮

分量：1~2人份

功效： 健脾养肝助眠

材料： 大米200克，小麦米200克，桂圆肉15克，红枣10克，白糖3克

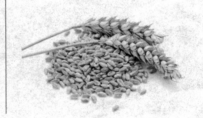

做法：

✤ 砂锅中注入适量清水烧热，倒入洗好的小麦米、大米，拌匀。

✤ 放入洗过的桂圆肉、红枣，拌匀。

✤ 盖上锅盖，用大火煮开后转小火煮40分钟至食材熟透。

✤ 揭开锅盖，加入白糖，搅拌均匀，煮至溶化。

✤ 关火后盛出煮好的粥，装入碗中，待稍微放凉后即可食用。

养生分析：

　　小麦米有养心益肾、健脾养胃、和血润燥、改善肝脏功能的作用，有助于春季养肝。小麦米入粥，很适合心脏病患者在春季食用。此粥含有蛋白质、粗纤维、糖类、有机酸和钙、磷、铁等营养成分，能起到补中益气、养血安神、养肝护肝的作用。

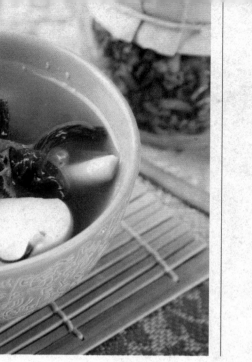

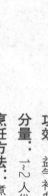

黄蘑鲜汤

功效：益气补血，增强免疫力

分量：1~2人份

烹饪方法：煮

厨具：砂锅

材料：

白玉菇 100 克，水发竹荪 65 克，草菇 95 克，高汤 250 毫升，水发黄蘑 210 克，香菜叶 25 克，盐、鸡粉各 2 克，胡椒粉 3 克

做法：

✦ 将洗净的竹荪切去根部，再切成段；洗净的白玉菇切段；洗净的草菇对半切开；洗净的黄蘑切去根部。

✦ 砂锅置于火上，倒入高汤、黄蘑、白玉菇段、草菇块、竹荪段，拌匀，大火煮开后转小火煮 10 分钟至食材熟透。

✦ 加入盐、鸡粉、胡椒粉，搅拌片刻至入味。

✦ 关火后盛出煮好的汤，装入碗中，再放上香菜叶即可。

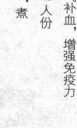

养生分析：

草菇含有维生素C、磷、钾、钙等营养成分，具有益气补血、滋阴壮阳、增强免疫力等功效。白玉菇能有效地增强机体的生物活性，促进体内新陈代谢，有利于食物中各种营养素的吸收和利用，对生长发育也大有益处。

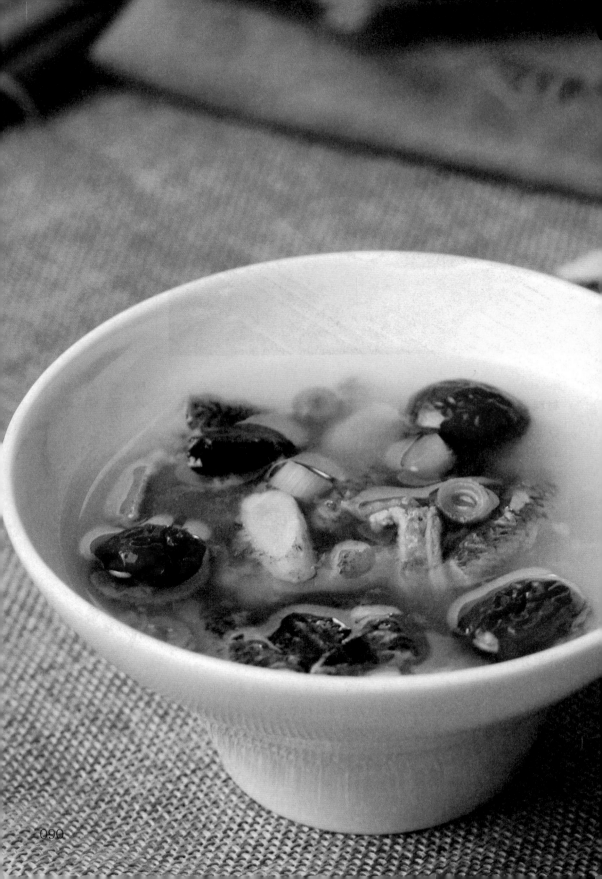

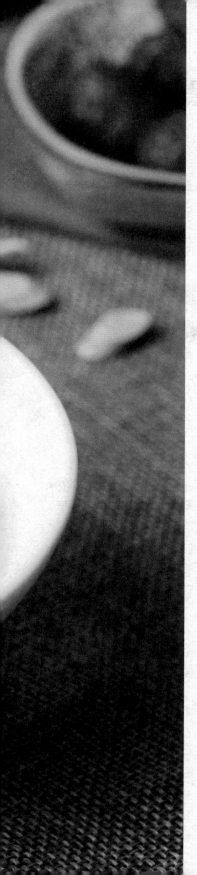

「黄芪红枣鳝鱼汤」

分量： 1~2 人份
烹饪方法： 炖
厨具： 砂锅
功效： 补气益血，促进新陈代谢

材料： 鳝鱼肉 350 克，鳝鱼骨 100 克，黄芪、红枣、姜片、蒜苗各少许，盐、鸡粉各 2 克，料酒 4 毫升

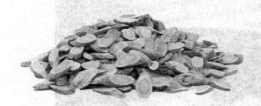

做法：

✦ 洗好的蒜苗切粒；洗净的鳝鱼肉切上网格花刀，再切段；鳝鱼骨切段。

✦ 锅中注水烧开，倒入鳝鱼骨，汆去血水，捞出沥干，待用；沸水锅中倒入鳝鱼肉，汆去血水，捞出沥干，待用。

✦ 砂锅注水烧热，倒入备好的红枣、黄芪、姜片，盖上锅盖，用大火煮至熟。

✦ 揭开锅盖，倒入鳝鱼骨，再盖上锅盖，烧开后用小火煮约 30 分钟揭开锅盖，放入鳝鱼肉，加盐、鸡粉、料酒，拌匀，续煮 20 分钟，揭开锅盖，撒上蒜苗粒，盛出即可。

养生分析：

　　鳝鱼含有蛋白质、维生素A、B族维生素、抗坏血酸、磷、铁等营养成分，具有促进新陈代谢、补肾虚、益气补血等功效。黄芪可增强免疫力，扩张血管，跟红枣、鳝鱼等补气益血的食物熬汤功效更佳，此汤具有不错的滋补功效，适合血气不足的人食用。

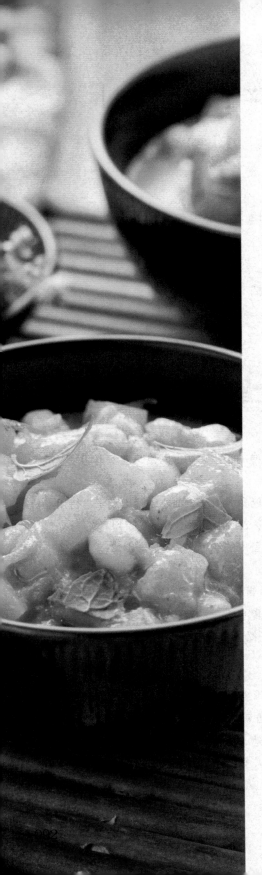

「南瓜煮鹰嘴豆」

厨具：砂锅

烹饪方法：煮

分量：2人份

功效：滋补气血，滋润皮肤

材料：鹰嘴豆100克，南瓜100克，薄荷叶适量，鸡骨高汤400毫升，盐3克，白胡椒粉少许，鸡粉少许

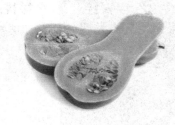

做法：

+ 将南瓜洗净削皮，切成小块。

+ 将南瓜块放入沸水锅中，焯熟后捞出，沥干水分。

+ 将鸡骨高汤注入烧热的锅中，将鹰嘴豆倒入锅中，搅拌均匀。

+ 将南瓜块倒入锅中，拌匀，盖上锅盖煮15分钟至熟，揭开锅盖加入盐、白胡椒粉、鸡粉调味，煮约3分钟之后盛出，放上薄荷叶装饰即可。

养生分析：

　　鹰嘴豆含有粗纤维、B族维生素、钙、镁、铁等营养成分，具有养颜、补血、降血糖、降血脂等功效。

食悟笔记：

　　鹰嘴豆可先用温水泡软，这样能缩短烹饪时间。

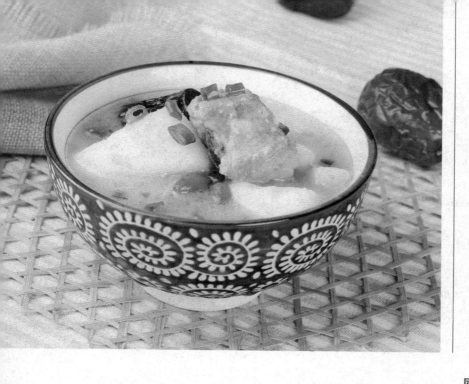

大枣山药排骨汤

功效：开胃消食，补脾益气

分量：1~2人份

烹饪方法：炖

厨具：炒锅

材料：

山药185克，排骨200克，大枣35克，蒜头30克，水发枸杞15克，姜片、葱花各少许，盐2克，鸡粉2克，料酒6毫升，食用油适量

做法：

+ 山药去皮洗净，切滚刀块。
+ 锅中注水大火烧开，倒入洗净的排骨，氽去血水捞出。
+ 用油起锅，爆香姜片、蒜头，倒入排骨，翻炒匀，淋上料酒，注入清水至没过食材拌匀。
+ 倒入山药块、大枣拌匀，盖上锅盖，大火煮开后转小火炖1个小时。
+ 掀开锅盖，倒入泡发好的枸杞拌匀，盖上锅盖，用大火再炖10分钟。
+ 掀开锅盖，调入盐、鸡粉，将汤盛出装入碗中，撒上备好的葱花即可。

养生分析：

　　春天万物复苏，人体内的阳气开始向外生发，此时多食用甘味食物可补阳，还可以滋补脾胃。大枣可谓是甘味食物中的佼佼者，可补中益气，健脾益胃，还可养血安神。

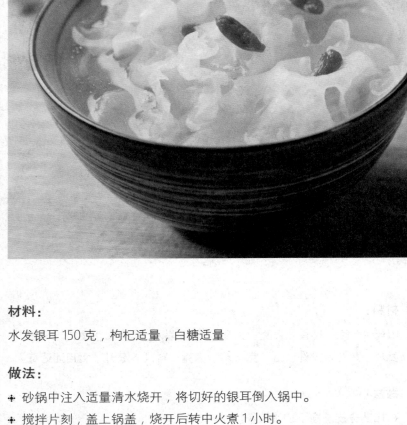

滋补枸杞银耳汤

功效： 养阴补血，滋补肝肾

分量： 1~2 人份

烹饪方法： 煮

厨具： 砂锅

材料：

水发银耳 150 克，枸杞适量，白糖适量

做法：

✤ 砂锅中注入适量清水烧开，将切好的银耳倒入锅中。

✤ 搅拌片刻，盖上锅盖，烧开后转中火煮 1 小时。

✤ 揭开锅盖，加入适量白糖。

✤ 将备好的枸杞倒入锅中，搅拌均匀，煮 15 分钟。

✤ 把煮好的甜汤盛出，装入碗中即可。

养生分析：

　　时值春季，五脏中的肝活动较为旺盛，所以春季适宜养肝。枸杞性平味甘，入肝、肾经，春季食用枸杞不但可以养阴补血、滋补肝肾，还可以明目。

食悟笔记：

　　银耳泡发后应放在水龙头下冲洗，能更好地去除里面的杂质。

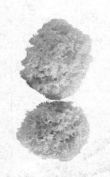

「清炖鲤鱼」

厨具：砂锅

烹饪方法：炖

分量：2~3人份

功效：补脾健胃，清热解毒

材料：鲤鱼500克，方火腿80克，冬笋40克，香菇25克，姜片、葱段、香菜叶各少许，盐2克，鸡粉2克，白胡椒适量

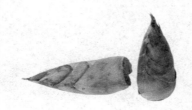

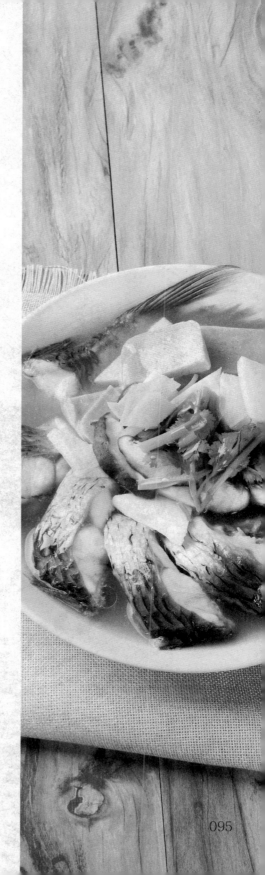

做法：

✤ 备好的方火腿切成片；处理好的冬笋切成片；洗净的香菇去蒂，切成片。

✤ 处理好的鲤鱼切去鱼头，斜刀将鱼身切成段，摆入盘中。

✤ 砂锅中注入适量的清水烧开，放入姜片、葱段、冬笋片、香菇片，再加入方火腿片，拌匀至煮沸，放入鲤鱼，炖煮8分钟。

✤ 加入盐、鸡粉、白胡椒粉，搅拌调味，盛入盘中，撒上香菜叶即可。

养生分析：

　　鲤鱼营养价值很高，特别是含有丰富的蛋白质，而且很容易被人体吸收，利用率高达98%，可供给人体必需的氨基酸。中医认为，鲤鱼具有补脾健胃、利水消肿、通乳、清热解毒等功效。食欲低下、工作太累和情绪低落的人也适合食用。

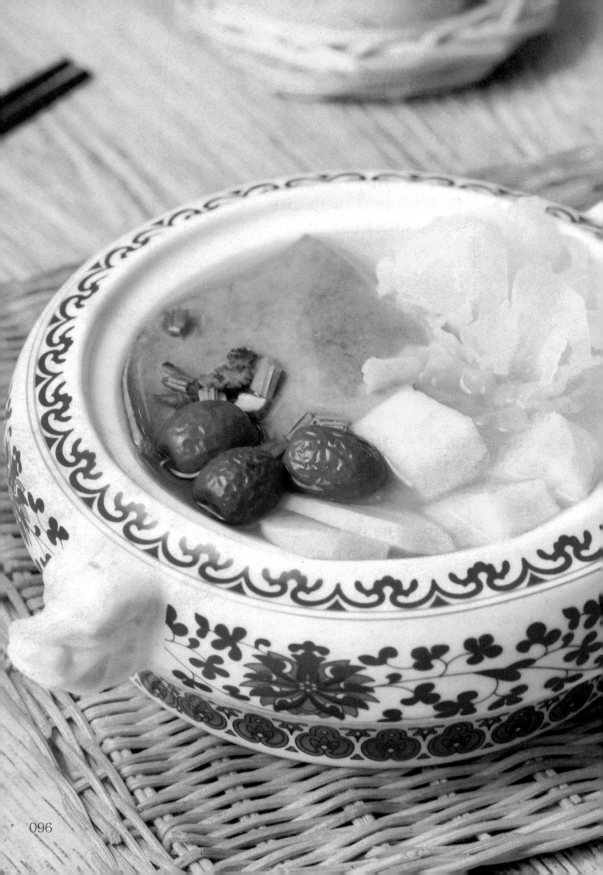

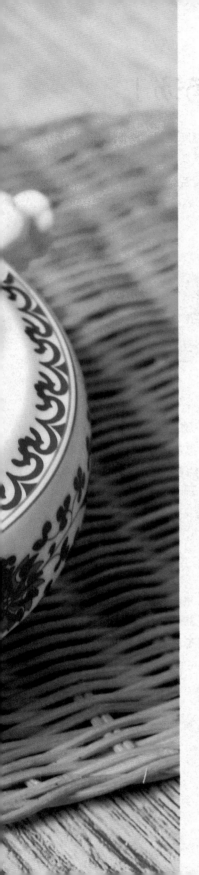

「石斛银耳红枣煲猪肝」

分量： 1~2 人份
烹饪方法： 炖
厨具： 炖盅或砂锅
功效： 补脾益气安神，增强脾胃消化功能

材料： 银耳 25 克，雪梨 100 克，石斛 10 克，猪肝 300 克，红枣 10 克，姜适量，盐适量

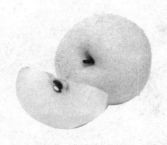

做法：

✤ 红枣去核，洗净；姜洗净去皮，切片；银耳浸透后洗净；猪肝洗净，切块。

✤ 雪梨洗净，去核，切块；石斛洗净，用刀拍软；红枣洗净，待用。

✤ 锅中注水烧开，将猪肝放入开水锅中烫 5 分钟。

✤ 锅中注水，放入所有材料，大火煮开。

✤ 改小火煲 2 小时，加盐调味，盛出即可。

养生分析：

　　猪肝含有蛋白质、硫胺素、核黄素、烟酸、抗坏血酸、钙、磷、铁、锌等营养元素，具有补肝明目、养血益气、增强免疫力等功效。石斛有益胃生津、滋阴清热之功，再加上银耳的滋阴和猪肝的养肝补血作用，此汤非常适合经常熬夜和胃火重的人实用。

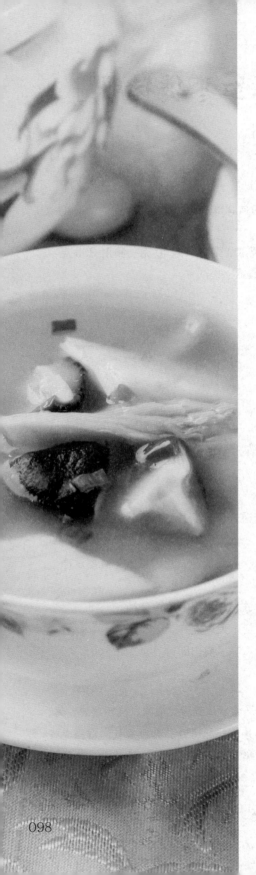

「双菇山药汤」

厨具：砂锅

烹饪方法：煮

分量：1~2人份

功效： 健脾益胃，降低血压

材料： 平菇 100 克，香菇 100 克，山药块 90 克，高汤适量，葱花少许，盐 2 克，鸡粉 2 克

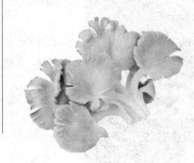

做法：

✤ 砂锅中注入高汤烧开，放入备好的山药块，倒入洗净切块的平菇和香菇，拌匀。

✤ 用大火烧开，转中火煮约 6 分钟至锅中食材熟透。

✤ 调入盐、鸡粉，拌煮片刻至入味。

✤ 关火后盛出煮好的汤料，装入碗中，撒上葱花即可。

养生分析：

春季宜平补、清补。山药性平、味甘，入肺、脾、肾经，有健脾补肺、益胃补肾等作用，是一味适合春季平补脾胃药食两用之品。春季食山药可以缓解肺虚燥、痰喘咳嗽等不适之感。

食悟笔记：

清洗鲜菇类食材时，可用流水冲洗，这样可以洗得更干净。

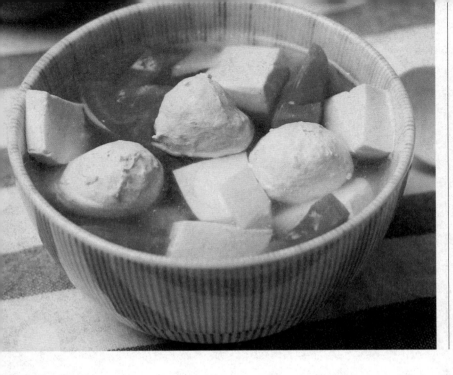

「西红柿豆腐肉丸汤」

功效：防止血管硬化，增强人体免疫力

分量：1~2人份

烹饪方法：煮

厨具：砂锅

材料：

西红柿 80 克，豆腐 85 克，猪肉丸 125 克，葱花少许，姜片少许，盐适量，鸡粉适量，胡椒粉适量，食用油少许

做法：

✢ 西红柿洗净去蒂，切小块；豆腐洗净，切小块；猪肉丸洗净。

✢ 砂锅中注水烧开，加入少许食用油，放入猪肉丸煮约 10 分钟。

✢ 下入豆腐煮一会儿，再放入西红柿煮至食材熟软。

✢ 加入适量盐、鸡粉、胡椒粉，拌匀调味。

✢ 续煮一会儿，盛出装碗即可。

养生分析：

豆腐及豆腐制品的蛋白质含量比大豆高，而且其比例也接近人体需要，营养价值较高。春天的饮食宜清淡，豆腐营养丰富又不肥腻，正是春季的养生良品。

食悟笔记：

西红柿和豆腐都可以用油锅煎一会儿再加水煮汤，味道会更好。

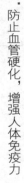

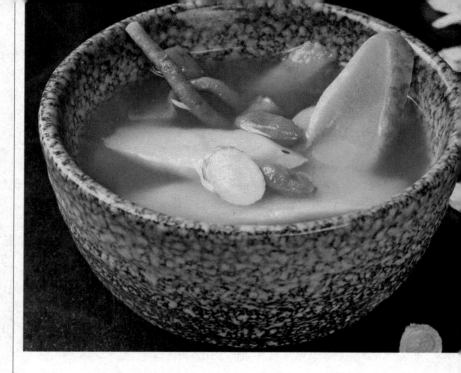

响螺山药枸杞汤

功效：健脾益肝，养阴补血

分量：1~2人份

烹饪方法：炖

厨具：砂锅

材料：

响螺片 8 克，山药 7 克，枸杞 6 克，黄芪 5 克，党参 5 克，蜜枣 3 颗，盐 2 克

做法：

✤ 将枸杞和响螺片、山药、黄芪、党参分别装碗，用清水泡发。

✤ 砂锅中注水，放入响螺片、山药、黄芪。

✤ 再加入党参、蜜枣，盖上锅盖，大火煮开后转小火续煮 100 分钟。

✤ 放入泡好的枸杞，盖上锅盖，煮约 20 分钟至枸杞熟软及有效成分析出。

✤ 调入盐，盛出即可。

养生分析：

　　响螺含有丰富的蛋白质、无机盐及多种维生素。此汤补脾养胃、滋阴明目、定安睡眠、滋阴养燥，对于工作过度、经常熬夜少眠者有显著疗效，既是家庭常备靓汤，又是美容养颜补虚不可或缺的佳品。

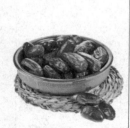

「木瓜莲子炖银耳」

厨具：砂锅

烹饪方法：炖

分量：1~2 人份

功效：养心安神，益肾固精

材料：泡发银耳 100 克，莲子 100 克，木瓜 100 克，冰糖 20 克

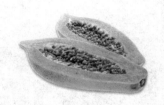

做法：

✤ 银耳去根，切小块。

✤ 砂锅中注入适量清水，倒入银耳、泡发好的莲子，拌匀。

✤ 盖上锅盖，大火煮开之后转小火煮 90 分钟至食材熟软。

✤ 揭开锅盖，放入切好的木瓜、冰糖，拌匀；盖上锅盖，小火续煮 20 分钟至析出有效成分。

✤ 揭开锅盖，搅拌一下，关火后盛出炖好的汤料，装入碗中即可。

养生分析：

莲子含有蛋白质、莲心碱、维生素 C、钙、磷、铁等营养成分，具有安神助眠、养心安神、益肾固精等功效，搭配银耳、木瓜一起食用，可以改善睡眠质量。

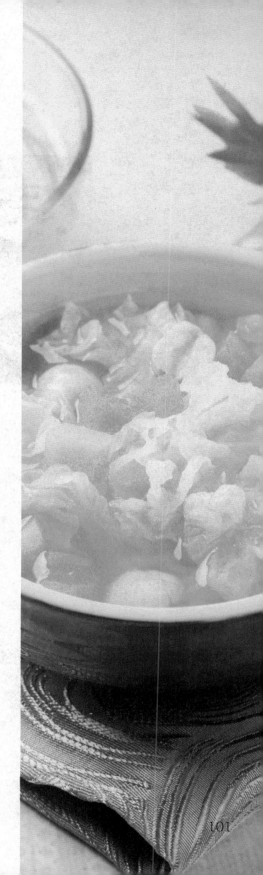

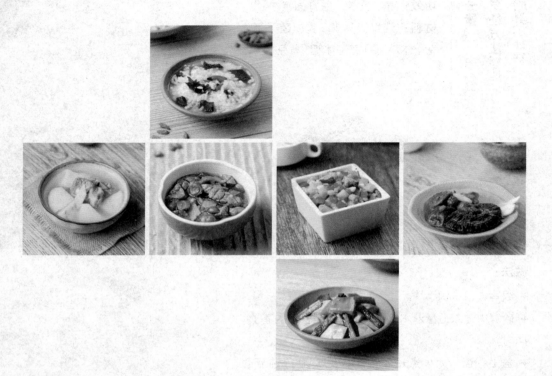

清明

——养肝脾，防流感

「清明」，在节气上代表天清地明的意思，清明节，又称"踏青节"，是中国重要的传统节日。清明时节人体往往因为湿气侵入而觉得四肢发麻，因此，在饮食调理中，除了要利水排湿之外，还要适当养血舒筋。

同时清明时节湿热，是传染病高发季节，此时养生应以补肝肾、调节阴阳虚实、预防外感发热为主。因此，可吃利五脏、通经脉、清热利尿的莴笋，或者清热、凉血、解毒的荞麦菜，抑或者是健脾消食、补肝明目、补肾壮阳、清热解毒的胡萝卜。

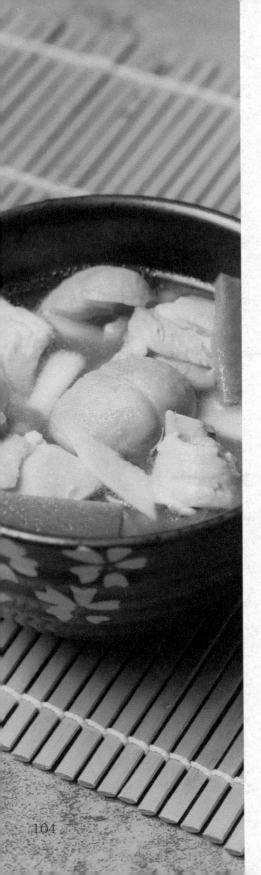

「板栗胡萝卜煲鸡肉」

厨具: 砂锅

烹饪方法: 炖

分量: 2~3 人份

功效: 益气补血,保护视力

材料: 鸡腿肉 250 克,胡萝卜 80 克,板栗肉 50 克,姜片适量,葱段适量,盐 3 克,鸡粉 1 克

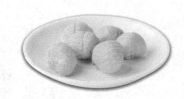

做法:

+ 鸡腿肉洗净,切小块;胡萝卜洗净,去皮切片;板栗洗净,对半切开。

+ 锅中注水烧开,倒入鸡腿肉块,汆水捞出,过一下冷水,待用。

+ 砂锅中注水烧开,放入鸡肉块、板栗肉,煮至沸腾。

+ 加入胡萝卜、姜片,煮 35 分钟至食材熟软。

+ 调入盐、鸡粉,煮至入味,撒上葱段,续煮一会儿即可。

养生分析:

鸡肉含有钙、磷、铁等成分,有补肾、益气补血的功效。胡萝卜含有葡萄糖、淀粉、胡萝卜素、钾、钙、磷等营养成分,具有降血压、强心、抗炎、增强免疫力、保护视力等功效。

食悟笔记:

用高压锅来煲此汤,能够省去很多时间。

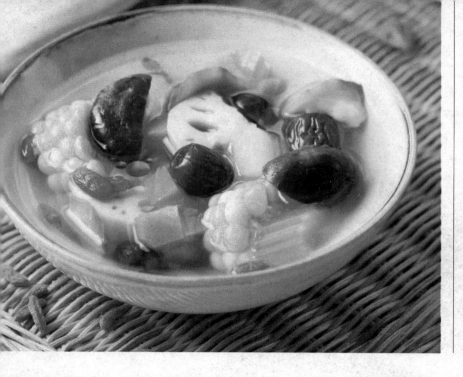

功效：益气补血

分量：1~2人份

烹饪方法：煮

厨具：砂锅

材料：

大枣 30 克，枸杞 10 克，玉米块 70 克，胡萝卜块 30 克，藕块 30 克，冬瓜块 30 克，丝瓜块 40 克，西芹块 45 克，香菇块 20 克，盐 2 克，鸡粉 2 克，食用油适量

做法：

✤ 砂锅中注水，放入玉米块、胡萝卜块、藕块、香菇、枸杞、大枣，盖上锅盖煮至七成熟后，加入冬瓜块、丝瓜块、西芹块，煮至食材熟透。

✤ 将盐、鸡粉调入锅中，略煮，淋入食用油，盛出即可。

养生分析：

大枣最突出的特点是维生素含量高，中医药理论认为，红枣具有补虚益气、养血安神、健脾和胃等作用，是脾胃虚弱、气血不足、倦怠无力、失眠多梦等患者良好的保健营养品。

食悟笔记：

高血压患者、感冒患者以及身体有炎症、腹泻等急症的患者均不宜食用枸杞。

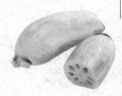

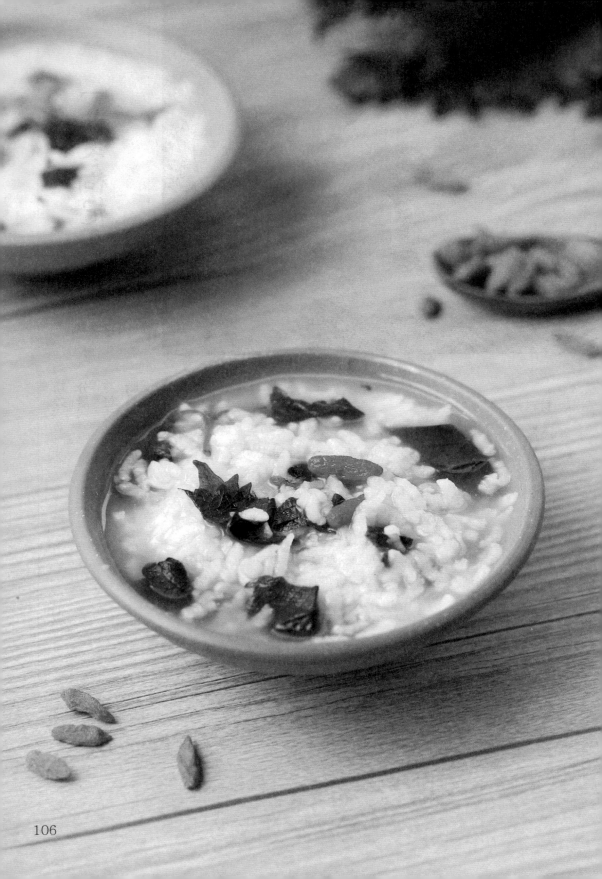

枸杞紫苏粥

分量： 1~2 人份
烹饪方法： 炖
厨具： 砂锅
功效： 养肝明目，增强免疫力

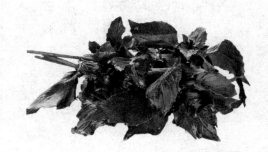

材料：

水发大米 85 克，枸杞 15 克，紫苏叶 10 克

做法：

✤ 洗净的紫苏叶切成小段，备用。

✤ 砂锅中注水烧开，倒入滤净的大米、紫苏叶段，拌匀，烧开后用小火煮约 10 分钟。

✤ 倒入备好的枸杞，拌匀，用小火续煮约 20 分钟至熟，盛出煮好的粥即可。

养生分析：

　　紫苏叶含有紫苏醛、挥发油、精氨酸、葡萄糖苷等成分，具有健胃、散寒解表、行气宽中、解郁化痰等功效，对春季流感病毒有抑制作用。春季是感冒高发季节，常食紫苏粥可增强抵抗力。

食悟笔记：

　　此粥煮得浓稠一些，口感会更佳。

「凉薯胡萝卜鲫鱼汤」

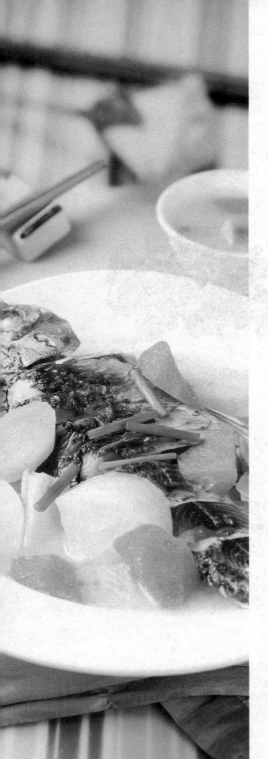

厨具： 煎锅或炖锅

烹饪方法： 煎、炖

分量： 2~3 人份

功效： 和中开胃，健脾利湿

材料： 鲫鱼 600 克，去皮凉薯 250 克，去皮胡萝卜 150 克，姜片少许，葱段少许，罗勒叶少许，盐 2 克，料酒 5 毫升，食用油适量

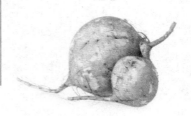

做法：

✤ 洗净的胡萝卜切滚刀块；洗好的凉薯切滚刀块。

✤ 在洗净的鲫鱼身上划 4 道口子，放上少许盐、料酒，腌渍 5 分钟。

✤ 热锅注油，放入腌好的鲫鱼，煎约 2 分钟至两面微黄。

✤ 下姜片、葱段爆香，放入清水、凉薯、胡萝卜、剩余盐，焖约 1 小时。

✤ 揭开锅盖，将鲫鱼装在盘中，盛入汤汁，用罗勒叶点缀即可。

养生分析：

鲫鱼含有蛋白质、维生素 A、B 族维生素、钙、磷、铁等营养成分，具有补脾开胃、利水除湿、养生健脾、保健大脑等功效。

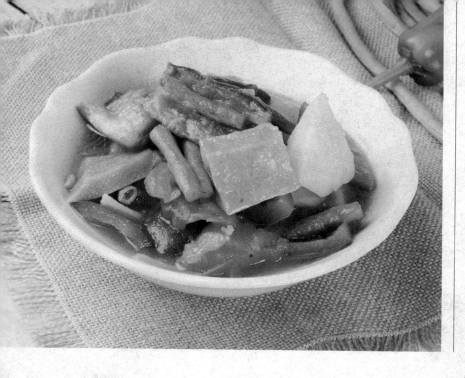

东北乱炖

功效：清热解毒，增强免疫力

分量：2~3 人份

烹饪方法：炖

厨具：炒锅

材料：

去皮土豆 180 克，四季豆 70 克，午餐肉 65 克，圆椒 50 克，茄子 70 克，西红柿 80 克，姜片、葱段、高汤各适量，生抽 5 毫升，鸡粉 2 克，盐 3 克，食用油适量

做法：

✤ 处理好的四季豆切成段；洗净的茄子用刀拍扁，撕成粗条；去除包装的午餐肉切成厚片。

✤ 洗净的圆椒切开去籽，切成小块；洗净去皮的土豆切成不规则的小块；洗净的西红柿切小瓣儿。

✤ 用油起锅，倒入葱段、姜片，爆香，倒入土豆块、四季豆段、茄子条，淋上生抽，翻炒上色，倒入高汤，放入午餐肉片，拌匀。

✤ 再加入盐，搅拌调味，大火炖 10 分钟至熟透，倒入西红柿瓣、圆椒块，翻炒匀，放入鸡粉，再稍微煮 5 分钟，关火后将炖煮好的菜肴盛出装入碗中即可。

养生分析：

西红柿具有促进食欲、清热解毒、增强免疫力等功效，常吃可增强小血管功能，预防血管老化。

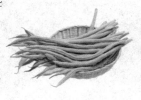

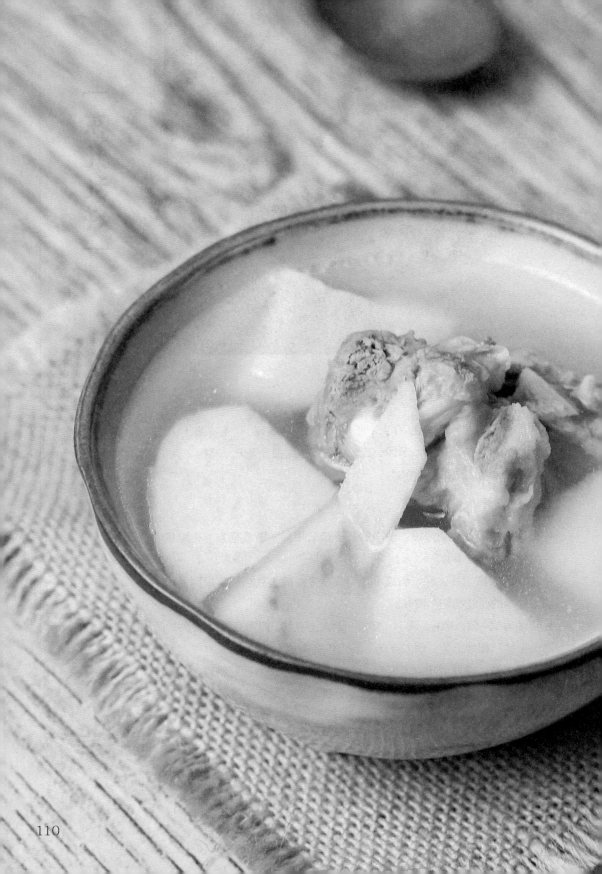

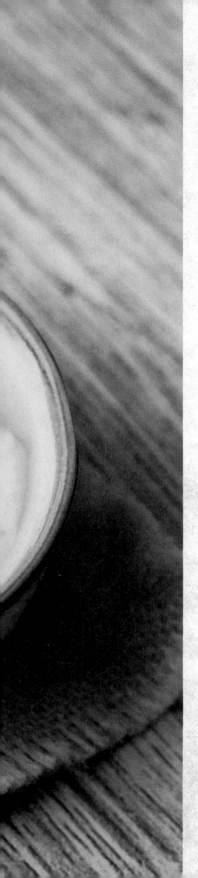

「健脾山药汤」

分量： 2~3 人份

烹饪方法： 炖

厨具： 砂锅

功效： 健脾益胃，滋肾益精

材料： 排骨 250 克，山药 200 克，姜片 10 克，盐 3 克，料酒 5 毫升

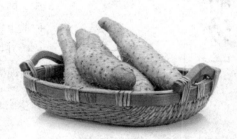

做法：

✦ 锅中注水烧开，放入切好洗净的排骨，加入 2 毫升料酒拌匀，焯去血水，捞出。

✦ 砂锅中注水烧开，放入姜片、排骨。

✦ 淋入 3 毫升料酒拌匀，盖上锅盖，用小火煮 30 分钟至排骨八九成熟。揭开锅盖，放入洗净切好的山药，拌匀。

✦ 盖上锅盖，用大火煮开后转小火续煮 30 分钟至食材入味。

✦ 揭开锅盖，加入盐，拌匀，关火后盛出煮好的汤，装碗即可。

养生分析：

　　春季宜食甜味，山药味甘，补脾健胃，非常适合春季食用。此外，山药含有淀粉酶、多酚氧化酶等物质，有利于脾胃的消化、吸收功能，有降血糖的作用，是一味适合春季平补脾胃的药食两用之品，对糖尿病也有一定的疗效。

罗汉果杏仁猪肺汤

厨具：砂锅

烹饪方法：炖

分量：2人份

功效：生津润燥，利咽润喉

材料：

罗汉果 5 克，南杏仁 30 克，姜片 35 克，猪肺 400 克，料酒 10 毫升，盐、鸡粉各 2 克

做法：

✤ 处理好的猪肺切成小块，备用。

✤ 锅中注入适量清水烧热，倒入切好的猪肺，搅散，汆去血水。捞出汆好的猪肺，沥干水分，装入碗中。倒入适量清水，将猪肺洗净。

✤ 砂锅中注入适量清水烧开，放入罗汉果、南杏仁、姜片，倒入汆过水的猪肺，淋入适量料酒。

✤ 盖上锅盖，烧开后用小火炖 1 小时，至食材熟透。

✤ 揭开锅盖，放入少许盐、鸡粉，搅拌片刻，至食材入味，盛出炖煮好的汤料，装入碗中即可。

养生分析：

多吃猪肺不仅有利于补肺，还可治疗咳嗽，具有滋阴润肺的功效。

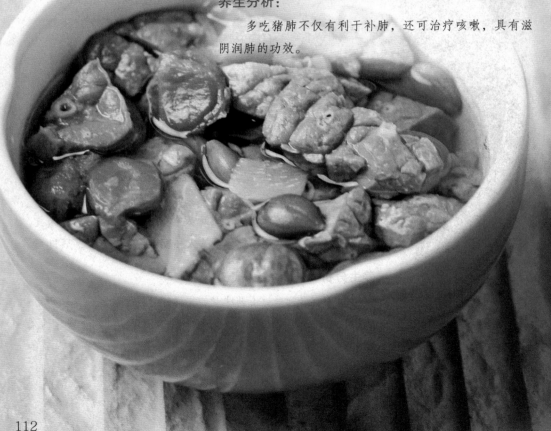

「牛蒡三丝」

厨具：炒锅

烹饪方法：炒或拌

分量：1~2人份

功效：养肝明目

材料：牛蒡100克，胡萝卜120克，青椒45克，蒜末、葱段各少许，盐3克，鸡粉2克，水淀粉、食用油各适量

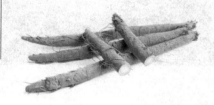

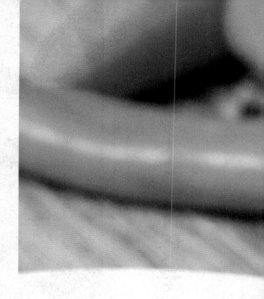

做法：

✤ 洗净去皮的胡萝卜、牛蒡切成丝；洗净的青椒切成丝。

✤ 锅中注水烧开，加入1克盐、胡萝卜丝、牛蒡丝、搅匀，煮1分30秒，捞出。

✤ 用油起锅，放入葱段、蒜末爆香，倒入青椒丝、焯过的食材炒匀。

✤ 加入鸡粉、2克盐炒匀调味，倒入适量水淀粉勾芡即成。

养生分析：

牛蒡含有的膳食纤维具有吸附钠的作用，并且能随机体废物排出体外，使体内钠的含量降低，从而达到降血压的目的。此外，牛蒡还含有较多的钙，能刺激胰岛素的分泌，有助于降低血糖。

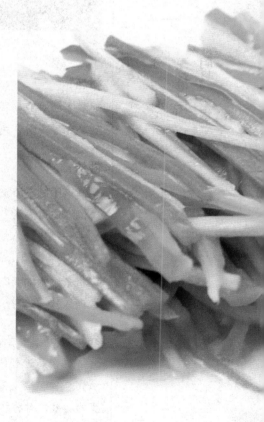

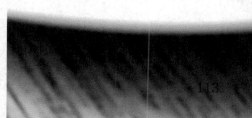

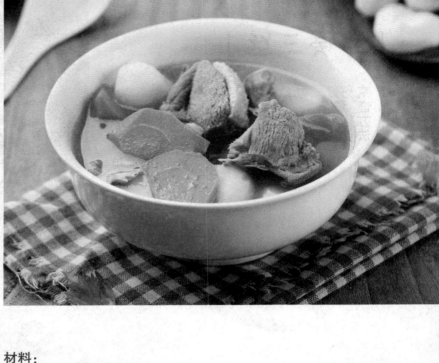

萝卜马蹄煲老鸭

功效： 补肾益气，止咳化痰

分量： 2人份

烹饪方法： 炖

厨具： 砂锅

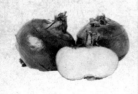

材料：

胡萝卜200克，鸭肉块300克，马蹄100克，姜片少许，高汤适量，盐2克，鸡粉2克，食用油适量

做法：

✤ 砂锅中倒入适量食用油，放入姜片，爆香，倒入胡萝卜、马蹄，炒匀。

✤ 倒入适量高汤，盖上锅盖，大火煮开后调至小火，备用。

✤ 另一锅中注水烧开，放入鸭肉，搅拌匀，汆去血水，捞出后过一下冷水。

✤ 将汆过水的鸭肉放入砂锅中，焖煮3小时至食材熟透。

✤ 调入盐、鸡粉，盛出即可。

养生分析：

鸭肉是进补的优良食品，营养价值很高，富含蛋白质、脂肪、碳水化合物、维生素A及磷、钾等矿物质，具有补肾、消水肿、止咳化痰的功效，对肺结核也有很好的食疗作用。

「啤酒炖草鱼」

厨具： 炒锅

烹饪方法： 炖

分量： 2~3 人份

功效： 促进气血运行，改善气郁症状

材料： 草鱼块 350 克，啤酒 200 毫升，姜片、蒜末、葱段各少许，盐 3 克，鸡粉 2 克，料酒 4 毫升，食用油适量

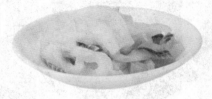

做法：

✚ 将草鱼块装在盘中，放入少许盐、料酒，拌匀，腌渍约 10 分钟，去除鱼腥味。

✚ 用油起锅，倒入姜片，用大火爆香。

✚ 放入腌渍好的鱼块，用小火煎一会儿，至散发出香味。

✚ 撒上蒜末，再倒入啤酒，轻轻搅动一下，加入盐、鸡粉，拌匀调味。

✚ 盖上锅盖，煮沸后用小火煮约 5 分钟，至食材熟透。揭开锅盖，搅拌几下，再盛出炖煮好的汤料，装在碗中，撒上葱段即成。

养生分析：

草鱼含有较多的不饱和脂肪酸，还含有硒、铁等元素，对血液循环有利，促进气血运行，可改善气郁症状。女性食用草鱼，有抗衰老、养颜的功效，而且对缺铁性贫血也有一定的食疗作用。

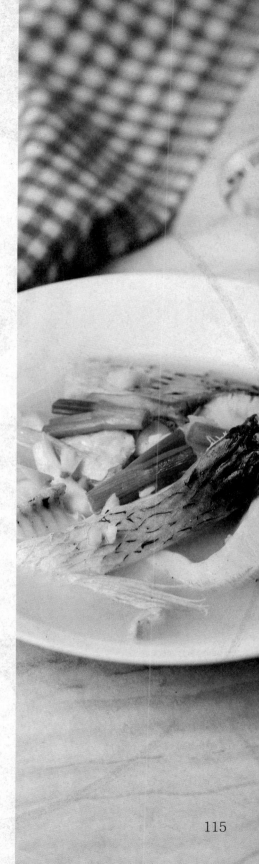

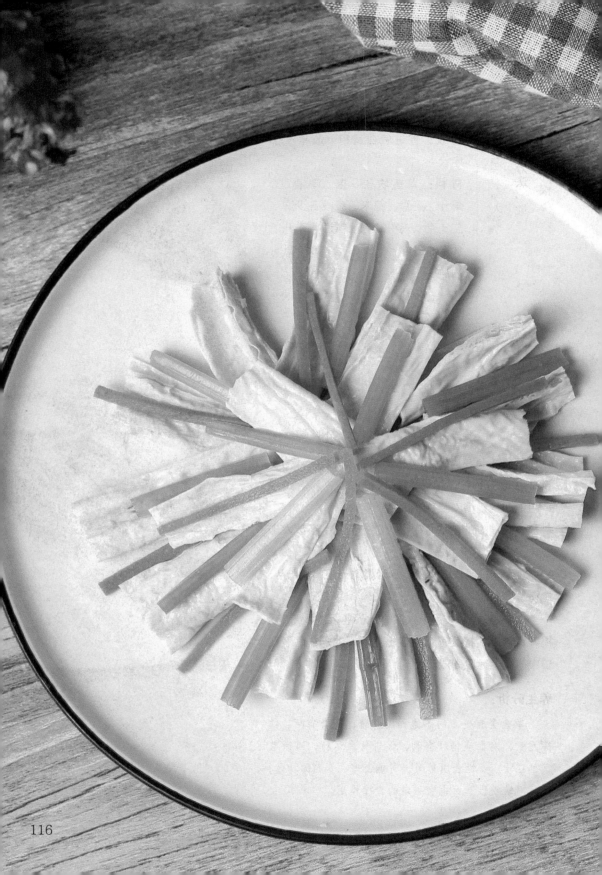

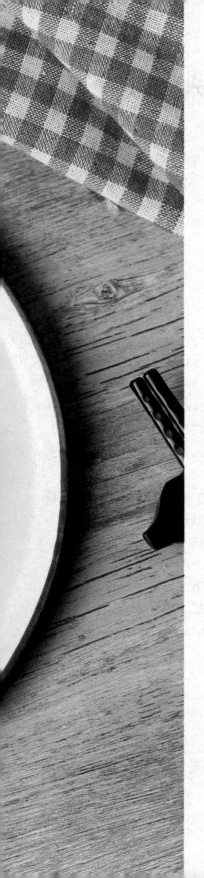

「芹菜胡萝卜丝拌腐竹」

分量： 2~3 人份
烹饪方法： 凉拌
厨具： 碗
功效： 保护视力，补肾壮阳

材料： 芹菜 85 克，胡萝卜 60 克，水发腐竹 140 克，盐、鸡粉各 2 克，胡椒粉 1 克，芝麻油 4 毫升

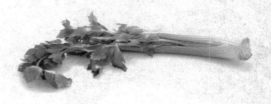

做法：

+ 洗好的芹菜切成长段；洗净去皮的胡萝卜切片，再切丝。
+ 洗好的腐竹切段，备用。
+ 锅中注入适量清水烧开，倒入芹菜、胡萝卜，拌匀，用大火略煮片刻。
+ 放入滤净的腐竹，拌匀，煮至食材断生，捞出焯好的材料，沥干水分，待用。
+ 取一个大碗，倒入焯过水的材料。
+ 加入盐、鸡粉、胡椒粉、芝麻油，拌匀至食材入味。
+ 将拌好的菜肴装入盘中即可。

养生分析：

　　胡萝卜有益肝明目、补肾壮阳、定喘止痰、消食除胀和下气等作用，还可加强肠道的蠕动，从而通便防癌。此外，其还可防止血管硬化，降低血压及减少心脏病的发生率。春季多吃胡萝卜不但能够柔肝明目，还能够补充维生素，以对抗春季带来的干燥及过敏症状。

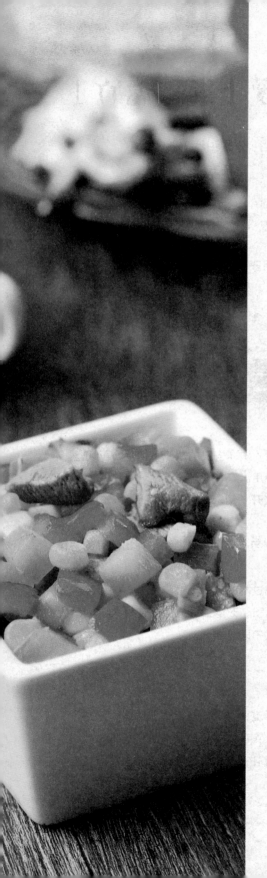

「莴笋玉米鸭丁」

厨具：炒锅

烹饪方法：炒

分量：1~2人份

功效：祛湿，清热利尿

材料：鸭胸肉160克，莴笋150克，玉米粒90克，彩椒50克，蒜末、葱段各少许，盐、鸡粉各3克，料酒4毫升，生抽6毫升，水淀粉、芝麻油、食用油各适量

做法：

+ 洗净去皮的莴笋切成丁；洗好的彩椒切成小块；洗净的鸭胸肉切丁；玉米粒洗净。

+ 把鸭肉丁装入碗中，加入1克盐，淋入2毫升料酒、3毫升生抽拌匀，腌渍约10分钟，至其入味。

+ 锅中注水烧开，加入1克盐、食用油、莴笋丁、玉米粒、彩椒块搅拌匀，煮约1分钟，至食材断生后捞出，沥干水分，待用。

+ 用油起锅，倒入腌好的鸭肉丁，用中火翻炒至松散，淋入3毫升生抽，炒匀。

+ 淋上2毫升料酒，炒匀提味，倒入蒜末、葱段，炒出香味。

+ 放入焯过水的食材，用大火翻炒一会儿，至其变软，转中火，加入1克盐、鸡粉，炒匀调味。

+ 倒入水淀粉勾芡，淋入适量芝麻油，快速炒匀，至食材熟透、入味即成。

养生分析：

　　莴笋味道清新且略带苦味，具有利五脏、通经脉及清热利尿等功效，可开通疏利、消积下气，还含有大量植物纤维素，能促进肠壁蠕动，通利消化道，有助于增进食欲。

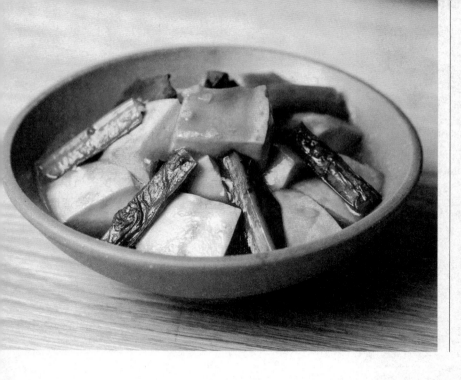

功效：清热解毒

分量：1~2人份

烹饪方法：炒

厨具：炒锅

材料：

豆腐 200 克，莜麦菜 100 克，蒜末少许，盐 3 克，鸡粉 2 克，生抽、水淀粉、食用油各适量

做法：

✦ 将洗净的莜麦菜切成段；洗好的豆腐切成小方块。

✦ 用油起锅，放入蒜末爆香，倒入莜麦菜炒软，倒入豆腐、清水，煮至汤汁沸腾。

✦ 加入生抽、盐、鸡粉，用中小火煮约 1 分钟，倒入水淀粉，炒至食材熟透即成。

养生分析：

豆腐含有铁、钙、磷、镁等人体所需的营养元素，还含有糖类、优质蛋白，素有"植物肉"之美称。高血压病患者食用豆腐，有降低胆固醇、稳定血压的作用。

食悟笔记：

烧煮此菜时，中途要不时轻轻翻动食材，以免煳锅。

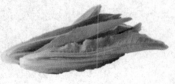

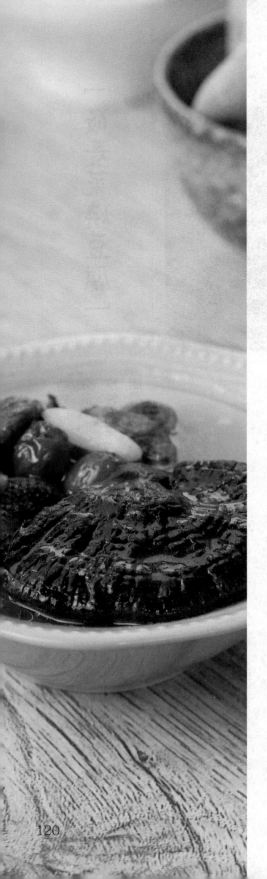

「养肝健脾神仙汤」

厨具：砂锅

烹饪方法：炖

分量：2人份

功效：滋补肝肾，益精明目

材料：灵芝适量，山药适量，枸杞适量，水发香菇适量，麦冬适量，红枣适量，乌鸡块200克，盐适量

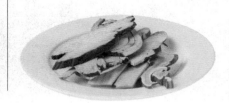

做法：

✦ 枸杞和灵芝、麦冬、红枣分别浸水泡发5分钟。

✦ 锅中注水烧开，放入洗净的乌鸡块，汆一会儿至去除血水和脏污，盛出。

✦ 砂锅中注水，放入乌鸡块、香菇、灵芝、山药、麦冬、红枣，拌匀。

✦ 大火煮开转小火煮约100分钟至析出有效成分，倒入枸杞，拌匀。

✦ 续煮20分钟至枸杞熟软，加入盐，搅至入味，盛出即可。

养生分析：

　　此款开胃靓汤口味清香、微甜爽滑，具有补肝益气、养心健脾的功效，可有效改善睡眠、神经衰弱，并且能预防肝硬化，降血压，减少胆固醇。汤中所用的山药可以益气补虚，枸杞可以滋补肝肾、益精明目，红枣可以补中益气、养血安神。

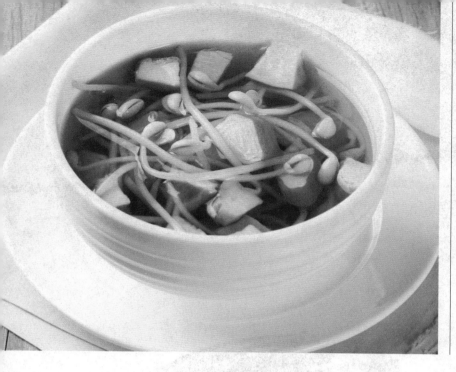

功效：清热解毒，利尿除湿

分量：2 人份

烹饪方法：煮

厨具：砂锅

材料：

黄豆芽 50 克，杏鲍菇 40 克，蟹肉棒 20 克，生抽 4 毫升

做法：

✤ 材料洗净；杏鲍菇、蟹肉棒切成小块。

✤ 豆芽、蟹肉棒、杏鲍菇倒入砂锅中，倒入清水，淋入生抽拌匀。

✤ 大火煮沸，转小火慢炖 10 分钟即可。

养生分析：

豆芽含有维生素 C、膳食纤维、纤维素等成分，具有增强免疫力、降压降脂等功效。春季风大干燥，容易上火生病，要适当增加清火食物的摄入，而绿豆芽性凉，清肝火非常好，同时容易消化，具有清热解毒、利尿除湿等作用，平时容易生气的朋友可以适当食用。

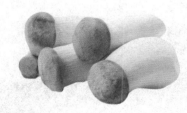

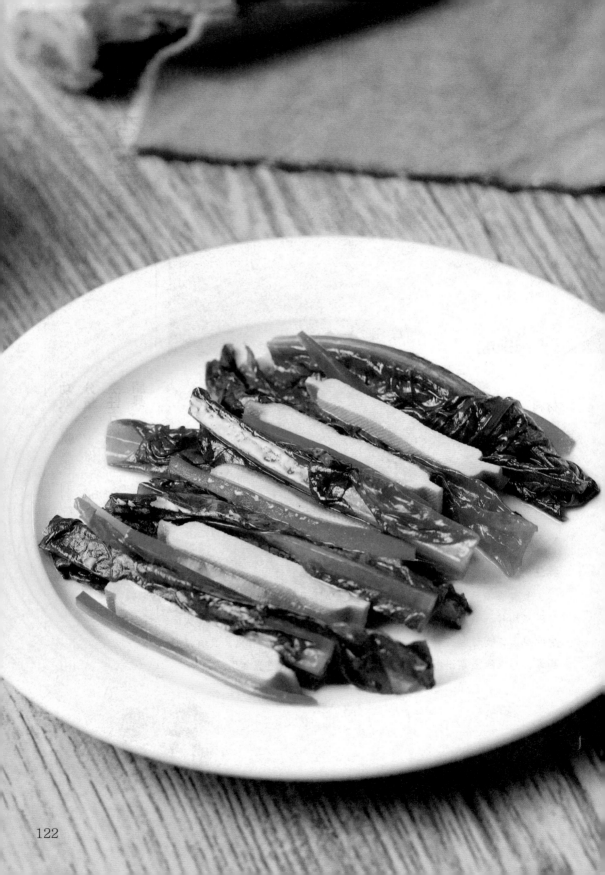

莜麦菜炒香干

分量： 2 人份
烹饪方法： 炒
厨具： 炒锅
功效： 清燥润肺，防治神经衰弱

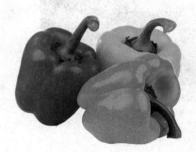

材料：

莜麦菜 200 克，香干 180 克，彩椒 40 克，蒜末少许，盐、鸡粉各 2 克，生抽 4 毫升，水淀粉、食用油各适量

做法：

✤ 洗净的香干、彩椒切粗丝；洗净的莜麦菜切成段。
✤ 用油起锅，倒入蒜末爆香，放入香干丝、油麦菜、彩椒丝，炒至食材熟软。
✤ 淋入生抽，加入盐、鸡粉、水淀粉炒匀即成。

养生分析：

　　莜麦菜跟莴苣叶长得很像，吃上去口感要好很多，质地脆嫩，不像莴笋叶有种苦味，是不可多得的家常素菜。莜麦菜含有丰富的钙、铁、蛋白质、脂肪、维生素 A、维生素 B_1、维生素 B_2 等营养成分，具有降低胆固醇、防治神经衰弱、清燥润肺、化痰止咳等功效，是一种低热量、高营养的蔬菜。香干的钙含量较高，对降低血脂、促进血液循环很有帮助，适合高血压病患者食用。

食悟笔记：

　　香干切好后用淡盐水冲洗一下，可使菜肴的口感更佳。

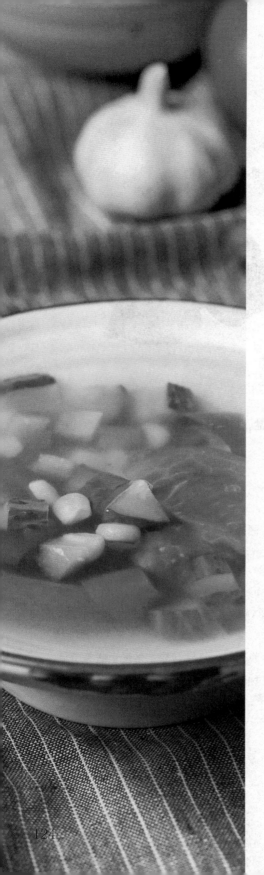

「西红柿蔬菜汤」

厨具：养生壶

烹饪方法：煮

分量：1~2人份

功效：清热解毒，健脾益胃

材料：黄瓜100克，西红柿100克，鲜玉米粒50克，盐2克，鸡粉2克

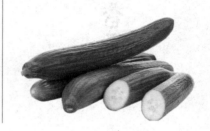

做法：

✤ 将洗净的黄瓜切丁；洗净的西红柿切瓣，切小块。

✤ 取电解养生壶底座，放上配套的水壶，加清水至水位线。

✤ 放入切好的黄瓜丁、西红柿块、鲜玉米粒。

✤ 盖上壶盖，通电，煮10分钟，至原料熟透。

✤ 揭开锅盖，放盐、鸡粉，拌匀调味。

✤ 汤煮成，将汤装入碗中即可。

养生分析：

　　黄瓜含有蛋白质、糖类、维生素 B_2、维生素 C、维生素 E、胡萝卜素等营养成分，西红柿含有蛋白质、胡萝卜素、膳食纤维、脂肪以及多种维生素和微量元素，两者都具有清热解毒的作用。玉米营养全面，性平味甘，有健脾益胃、利水渗湿等作用。

「玉竹白芷润肺汤」

厨具：砂锅

烹饪方法：炖

分量：2人份

功效：润燥养心，增强免疫力

材料：鸡腿700克，薏米100克，白芷、玉竹各10克，葱段、姜片各少许，盐、鸡粉各2克，料酒10毫升

做法：

✤ 锅中注水烧开，倒入洗净切好的鸡腿，淋入料酒，略煮一会儿，汆去血水，捞出待用。

✤ 砂锅中注入适量清水烧热，倒入玉竹、白芷、薏米，拌匀，盖上锅盖，用大火煮30分钟至药材析出有效成分。

✤ 揭开锅盖，倒入汆过水的鸡腿，放入姜片、葱段，加入料酒，拌匀，盖上锅盖，续煮10分钟至食材熟软。

✤ 揭开锅盖，搅拌均匀，加入盐、鸡粉，拌匀调味，关火后盛入碗中即可。

养生分析：

玉竹含有维生素A、挥发油、皂苷、氨基酸、多糖等成分，具有养心阴、降血脂、润燥、增强免疫力等功效。

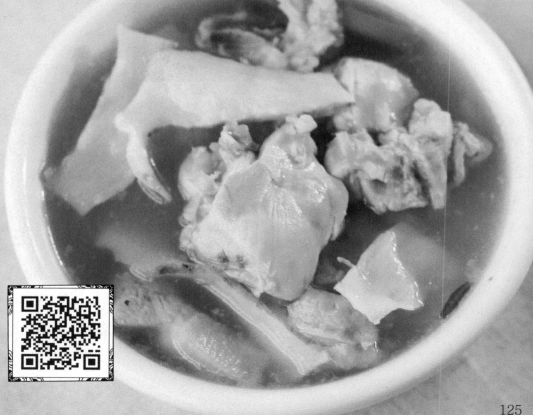

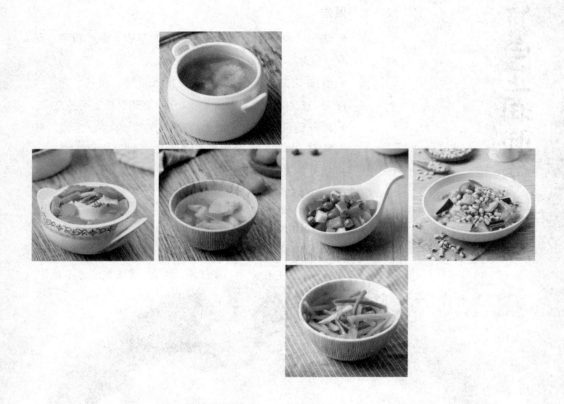

谷雨

——防湿邪，去春火

『谷雨』是春季最后的节气，古代有『雨生百谷』的说法，以证明其在农业方面的重要性。过了谷雨便意味着春季快过去了，按照中医『春养肝』的观点，要抓紧时机调理肝血。此时的食疗要点重在养肝清肝、滋养明目。谷雨节气肝脏气伏，心气逐渐旺盛，脾气也处于旺盛时期，正是补益身体的大好时机，但不能像冬天一样进补，要避免补肝过度，调养应以柔肝为主。同时也要健脾除湿，使身体各部机能达到平衡。应当食用一些益肝补肾、健脾祛湿的食物，以顺应阴阳的变化，为安然度过盛夏打下基础。

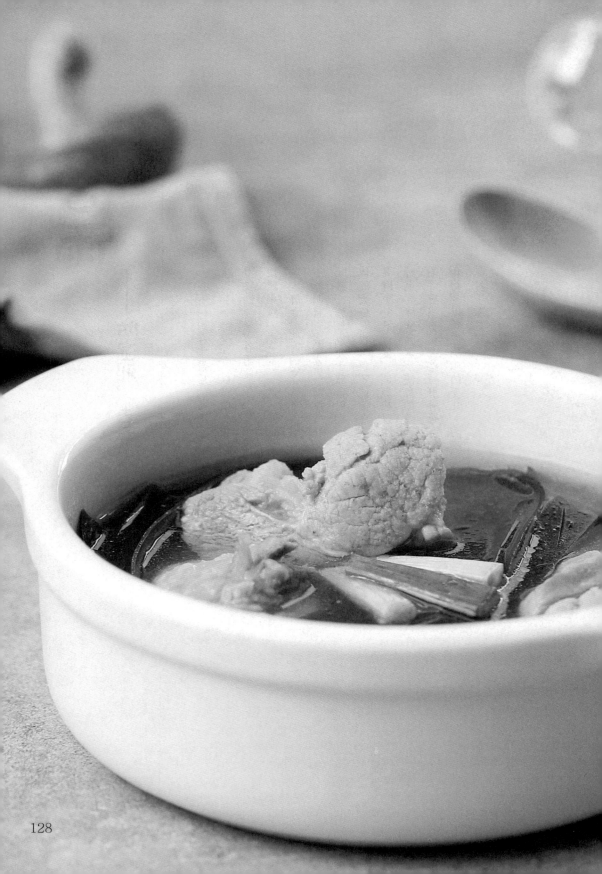

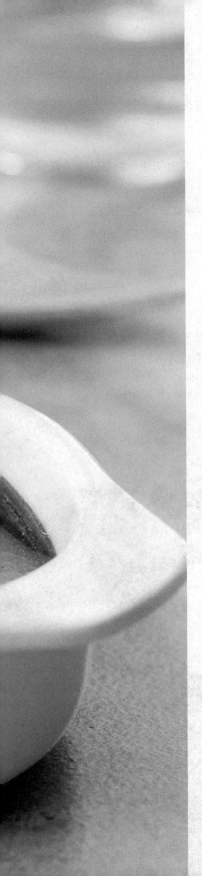

「棒骨海带汤」

分量： 2 人份

烹饪方法： 炖

厨具： 砂锅

功效： 消痰平喘，排毒祛湿

材料： 棒骨 300 克，海带 200 克，葱段、姜片各少许，盐适量

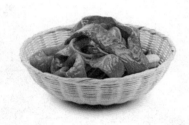

做法：

✤ 海带洗净切段。

✤ 大棒骨斩块洗净，放入砂锅中，加适量清水，大火烧开，撇去浮沫。

✤ 加入葱段、姜片，盖上锅盖，转小火炖 50 分钟。

✤ 再放入海带。

✤ 盖上锅盖再炖 25 分钟关火，放入适量盐调味，盛入碗中即可。

养生分析：

　　海带含有丰富的钙、钠、镁、钾、磷、硫、铁、锌等营养成分，还含有大量的碘，不仅可以改善内分泌失调，而且还能消除乳腺增生的隐患。猪棒骨除含蛋白质、脂肪、维生素外，还含有大量磷酸钙、骨胶原、骨黏蛋白等胶原蛋白，能够增强人体制造血细胞的能力，促进人体新陈代谢。

冬瓜瘦肉汤

厨具：砂锅

烹饪方法：煮

分量：1~2人份

功效：养血祛湿，健脾养胃

材料：

冬瓜500克，红豆200克，猪瘦肉200克，盐适量

做法：

✚ 先将冬瓜洗净，去皮切块；瘦肉切块；红豆洗净，预先泡水2小时。

✚ 锅中注水烧沸，放入猪瘦肉块煮出血水，捞出。

✚ 砂锅中放入瘦肉块、冬瓜块、红豆，加入清水，煲2小时后调入盐即可食用。

养生分析：

　　冬瓜味甘、淡，性凉，入肺、大肠、小肠、膀胱经，具有润肺生津、化痰止渴、利尿消肿、清热祛暑、解毒排脓的功效。对女士而言，此汤还能减肥消肿、滋润皮肤、补益心血，十分适合春末夏初食用。

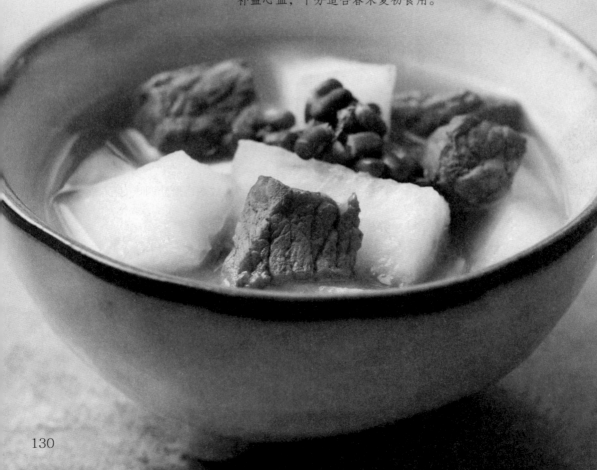

「春季蔬菜沙拉」

厨具：沙拉碗

烹饪方法：拌

分量：2人份

功效：增进食欲，促进消化

材料：土豆200克，豌豆30克，芦笋70克，四季豆70克，豆浆100毫升，盐2克，胡椒粉3克，椰子油5毫升

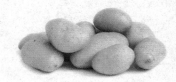

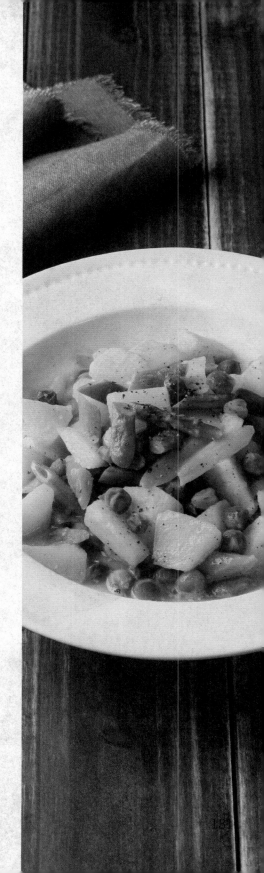

做法：

✤ 洗净去皮的土豆切滚刀块；洗净的四季豆去头尾，斜刀切段；芦笋拦腰切断，去皮，切段。

✤ 沸水锅中倒入洗净的豌豆，焯煮至断生，捞出，放入碗中待用；沸水锅中再倒入土豆块，焯煮至断生，捞出；继续往沸水锅中倒入四季豆段，焯煮至断生，捞出，放入碗中。

✤ 热锅注入椰子油烧热，倒入土豆块，炒匀，注入适量的清水，煮至沸腾，转小火煮3分钟。

✤ 倒入豌豆、芦笋段、四季豆段、豆浆，煮5分钟，加入盐、胡椒粉，拌匀后将菜肴盛碗中即可。

养生分析：

豌豆含有胡萝卜素、硫胺素、烟酸、维生素、叶酸、钙等成分，具有帮助消化、美容美白、畅通大便等功效。

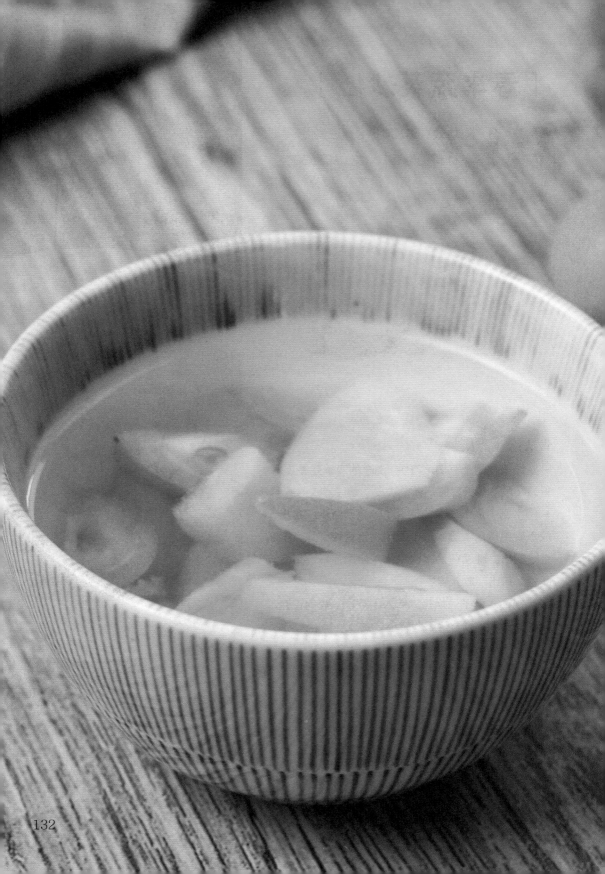

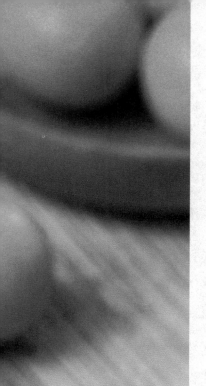

「金橘枇杷雪梨汤」

分量：1~2 人份

烹饪方法：煮

厨具：砂锅

功效：生津润燥，养阴清热

材料：雪梨 75 克，枇杷 80 克，金橘 60 克

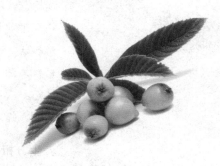

做法：

+ 金橘洗净，切成小瓣。
+ 洗好去皮的雪梨去核，再切成小块。
+ 洗净的枇杷去核，切成小块，备用。
+ 砂锅中注入适量清水烧开，倒入切好的雪梨块、枇杷块、金橘，搅拌均匀。
+ 盖上锅盖，烧开后用小火煮约 15 分钟。
+ 揭开锅盖，用勺子充分搅拌均匀。
+ 关火后盛出煮好的雪梨汤，装入碗中即成。

养生分析：

　　雪梨含有苹果酸、柠檬酸、维生素、胡萝卜素等营养成分，具有生津润燥、清热化痰、降血压、养阴清热等功效。金橘具有很好的化痰效果，与润肺滋补的枇杷、雪梨搭配可有效预防感冒，对痰多咳嗽等症状也有很好的治疗效果。

苦瓜鱼片汤

厨具：炒锅

烹饪方法：炖

分量：2人份

功效：补肝肾，益脾胃，化痰止咳

材料：

苦瓜100克，鲈鱼肉110克，胡萝卜40克，鸡腿菇70克，姜片少许，葱花少许，盐3克，鸡粉2克，胡椒粉少许，水淀粉、食用油各适量

做法：

✤ 将洗净的鸡腿菇切片；去皮洗净的胡萝卜切片；洗好的苦瓜去籽，切成片。

✤ 洗净的鱼肉切成片，放入少许盐、鸡粉、胡椒粉、水淀粉、食用油，腌渍10分钟。

✤ 用油起锅，放入姜片，爆香，倒入苦瓜片、胡萝卜、鸡腿菇，炒匀。

✤ 加入适量清水，煮3分钟至熟，放入剩余的盐、鸡粉拌匀。

✤ 倒入腌好的鱼片，煮1分钟盛出，放入葱花，盛出即可。

养生分析：

　　鲈鱼含有蛋白质、维生素和钙、磷、铁等多种营养成分，具有补肝肾、益脾胃、化痰止咳等功效。

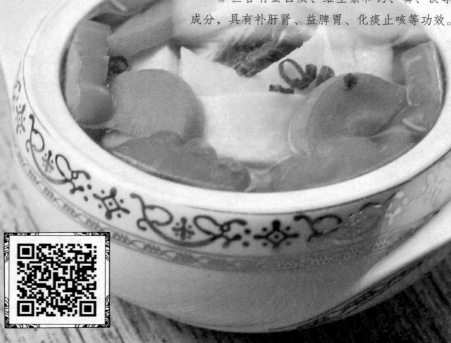

「菊花胡萝卜汤」

厨具： 砂锅

烹饪方法： 煮

分量： 1~2 人份

功效： 益肝明目，增强免疫力

材料： 胡萝卜65克，高汤300毫升，菊花15克，葱花少许，盐2克，鸡粉2克

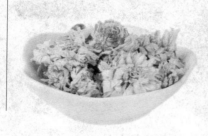

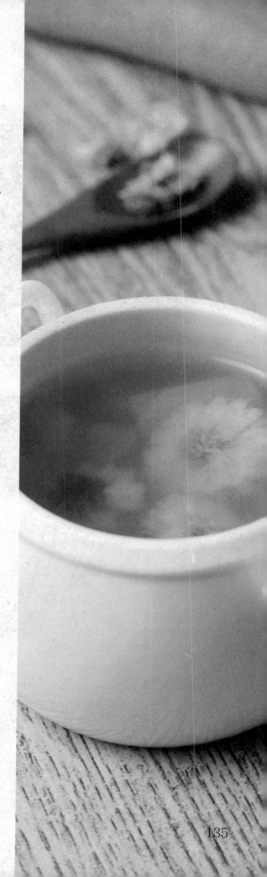

做法：

+ 洗净去皮的胡萝卜切厚片，再改切成小块，备用。
+ 砂锅中注入适量清水烧热，倒入高汤，拌匀，放入胡萝卜。
+ 盖上锅盖，烧开后用小火煮约20分钟。
+ 揭开锅盖，倒入洗好的菊花，拌匀，煮出香味，再加入盐、鸡粉，拌匀调味。
+ 关火后盛出煮好的胡萝卜汤，装入碗中，点缀上葱花即可。

养生分析：

菊花含有挥发油、胆碱、腺嘌呤及多种维生素、微量元素，具有疏风、清热、明目、解毒等功效。

食悟笔记：

清洗菊花时最好用温水泡洗，这样更易清洗干净。

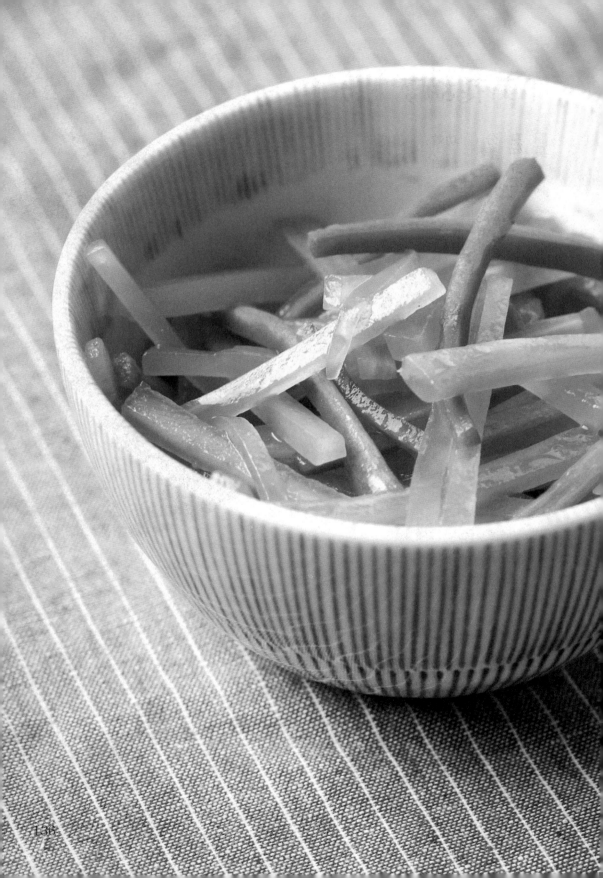

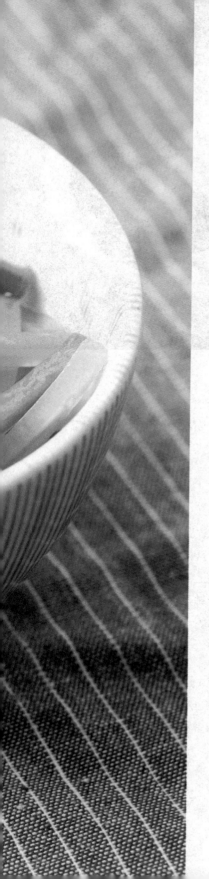

「清味莴笋丝」

分量： 1~2 人份
烹饪方法： 凉拌
厨具： 炒锅
功效： 增进食欲，促进消化

材料： 莴笋 340 克，红椒 35 克，蒜末少许，盐、鸡粉、白糖各 2 克，生抽、辣椒油各 3 毫升，亚麻籽油适量

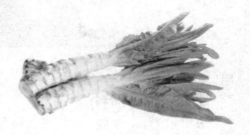

做法：

✤ 将洗净去皮的莴笋切片，改切丝；洗净的红椒切段，切开，去籽，切成丝。

✤ 锅中注入适量清水烧开，放适量盐、亚麻籽油，放入莴笋丝，拌匀，略煮片刻。

✤ 加入红椒丝，搅拌，煮约 1 分钟至熟，把煮好的莴笋和红椒捞出，沥干水分。

✤ 将莴笋和红椒装入碗中，加入蒜末、盐、鸡粉、白糖、生抽、辣椒油、亚麻籽油，拌匀，将菜肴装盘即可。

养生分析：

　　莴笋含有丰富的无机盐、维生素，还含有一定量的锌、铁、钾等成分，有增进食欲、刺激消化液分泌、促进胃肠蠕动、调节体内盐的平衡等功效。糖尿病患者经常食用莴笋，可改善糖代谢功能。此外，莴笋还能改善消化系统和肝脏功能，有助于预防风湿类疾病。

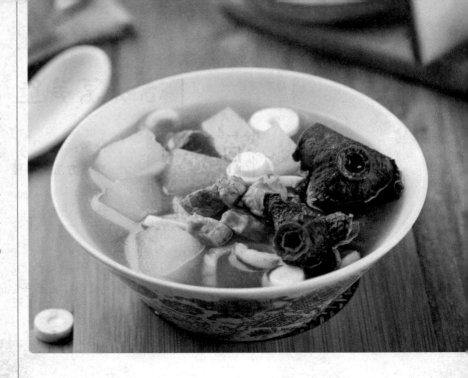

「老冬瓜木棉荷叶汤」

功效：润肺生津

分量：2 人份

烹饪方法：炖

厨具：砂锅

材料：

冬瓜 350 克, 瘦肉块 100 克, 通草 5 克, 木棉花 5 克, 荷叶 5 克, 盐 2 克, 鸡粉 2 克, 料酒 5 毫升

做法：

＋ 锅中注水烧开, 倒入瘦肉块, 略煮一会儿, 捞出待用。

＋ 砂锅中注水, 倒入瘦肉、木棉花、荷叶、通草, 加料酒拌匀。

＋ 盖上锅盖, 大火煮开后转小火续煮 40 分钟, 至药材析出有效成分。

＋ 揭开锅盖, 拣出荷叶, 倒入冬瓜块, 盖上锅盖, 续煮 30 分钟。

＋ 揭开锅盖, 加盐、鸡粉, 拌匀, 煮 5 分钟至食材入味。

＋ 关火后盛出煮好的汤料, 装入碗中即可。

养生分析：

冬瓜含有蛋白质、膳食纤维、维生素 A、B 族维生素、钙、铁、镁、磷、钾等营养成分, 具有润肺生津、化痰止渴、利尿消肿、清热祛暑等功效。瘦肉能够滋养脾胃。本品适合春季煲汤食用。

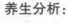
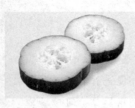

食悟笔记：

冬瓜皮不用去除, 这样清热解毒的功效会更好。

「莲子芡实瘦肉汤」

厨具： 炒锅
烹饪方法： 煮
分量： 1~2人份

功效： 养心润肺，健脾止泻
材料： 瘦肉150克，莲子35克，芡实25克，姜片适量，盐2克，鸡粉1克，食用油少许

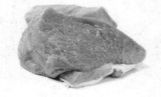

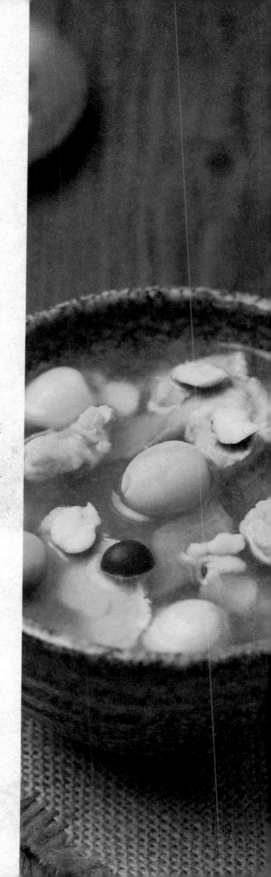

做法：

✦ 瘦肉洗净，切成片；莲子提前4小时泡发；芡实洗净，待用。

✦ 热锅注入少许食用油，放入姜片稍稍爆香，加入适量清水。

✦ 放入泡好的莲子煮至沸，再下入芡实煮至沸腾。

✦ 放入肉片，煮35分钟至全部食材熟软。

✦ 加入盐、鸡粉调味，盛出即可。

养生分析：

　　莲子清心除烦，芡实补脾除湿，瘦肉补充蛋白，此汤适合体质虚弱、气血不足之人食用，有增强人体抵抗力、降血压、安心养神的功效。

食悟笔记：

　　炖制此汤时，中途可揭开锅盖将浮沫撇出，这样炖出的汤口感更香醇。

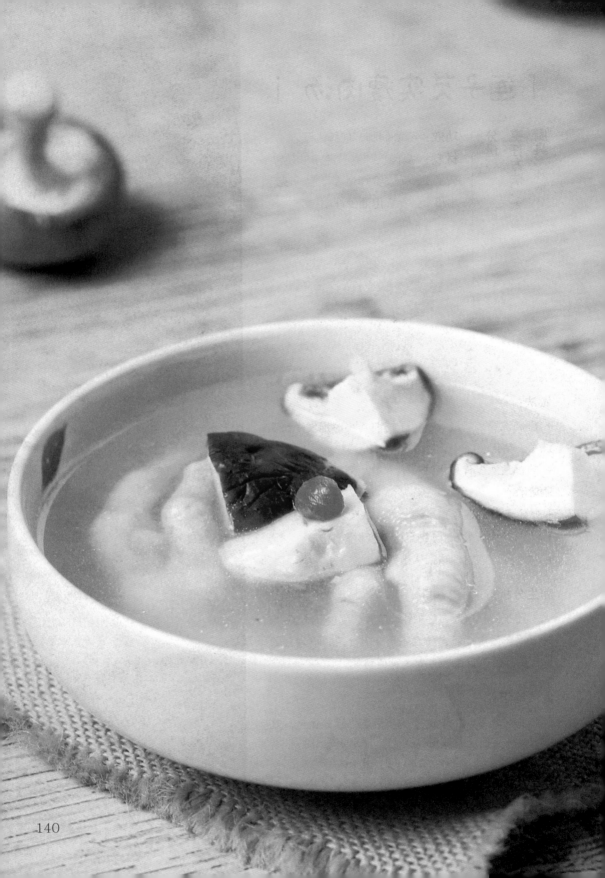

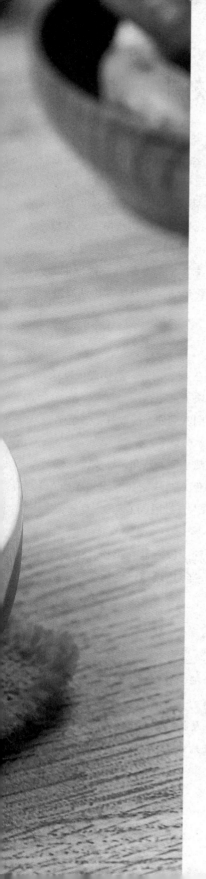

「马蹄香菇鸡爪汤」

分量：2 人份
烹饪方法：炖
厨具：砂锅
功效：清热泻火，凉血解毒

材料：马蹄肉 100 克，水发香菇 100 克，鸡爪 100 克，枸杞 10 克，高汤适量，盐 2 克，鸡粉适量，料酒适量

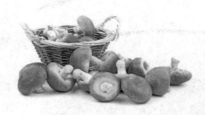

做法：

✤ 锅中注水烧开，放入处理好的鸡爪，拌匀，加入料酒，煮 3 分钟，捞起后过冷水，待用。

✤ 砂锅中注入适量高汤烧开，加入鸡爪、香菇、马蹄肉，拌匀。

✤ 盖上锅盖，大火煮开后调至中火，炖 2 小时至食材煮熟。

✤ 揭开锅盖，放入适量枸杞，搅拌均匀，放入盐、鸡粉拌匀，至食材入味，盛出即可。

养生分析：

　　马蹄含有蛋白质、粗纤维、胡萝卜素、维生素、铁、钙、磷等营养成分，有清热泻火、凉血解毒等功效。鸡爪含有蛋白质、膳食纤维等营养成分，具有开胃消食、软化血管、丰肌润肤等功效。

食悟笔记：

　　泡发香菇以 70℃左右的温热水为宜。

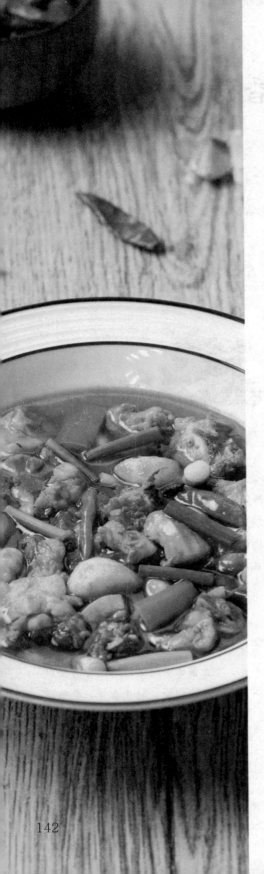

「香辣鸡肉」

厨具： 炒锅

烹饪方法： 炒

分量： 2~3 人份

功效： 促进食欲

材料： 公鸡1只（宰杀处理干净后 500 克左右），青椒 45 克，红椒 40 克，蒜头 40 克，葱段、姜片、蒜片、花椒、桂皮、八角、干辣椒各适量，豆瓣酱 15 克，盐 2 克，鸡粉 2 克，生抽 8 毫升，辣椒油 5 毫升，花椒油 5 毫升，食用油适量

做法：

✤ 洗净的青椒、红椒均去蒂，切开，再切段；宰杀处理干净的公鸡斩成小块。

✤ 锅中注入清水烧开，倒入鸡块，搅散开，煮至沸，汆去血水，捞出，沥干水分。

✤ 热锅注油，烧至四成热，倒入八角、桂皮、花椒，放入蒜头，炸出香味，倒入鸡块，翻炒均匀，加入姜片、蒜片、干辣椒，放入青椒段、红椒段、豆瓣酱，炒出香味。

✤ 注入清水，煮 20 分钟，放入盐、鸡粉、生抽，再淋入辣椒油、花椒油，拌匀，略煮一会，盛入碗中，放上葱段即成。

养生分析：

　　鸡肉营养丰富，是高蛋白、低脂肪的健康食品，含有多种维生素、钙、磷、锌、铁、镁等成分，也是人体生长发育所必需的。青椒营养丰富，含有较多的维生素 C、辣椒素及铁、铜、钙等营养物质，有刺激唾液和胃液分泌的作用，能增进食欲，帮助消化。

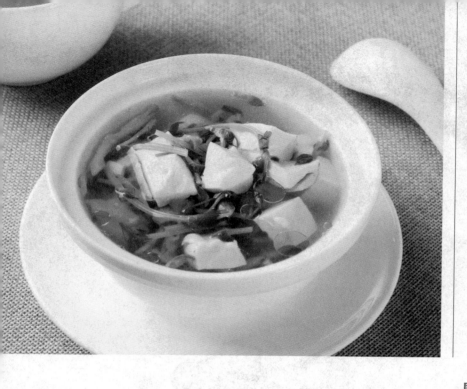

豌豆苗豆腐榨菜汤

功效：助消化，益中气，利小便，清热消水肿

分量：2人份

烹饪方法：煮

厨具：电饭煲

材料：

豌豆苗40克，豆腐100克，榨菜丝30克，盐、红油各适量

做法：

+ 择洗好的豌豆苗切成小段。
+ 备好的豆腐横刀对切，切条，再切小块。
+ 将豌豆苗段放入电饭煲中，注入适量清水。
+ 放入豆腐块、榨菜丝，拌匀，煮至食材断生，加入盐、红油，拌匀，盛入碗中即可。

养生分析：

豌豆苗营养丰富，含有钙质、B族维生素、维生素C、胡萝卜素等成分，有利尿、止泻、消肿、止痛和助消化等作用。

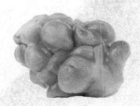

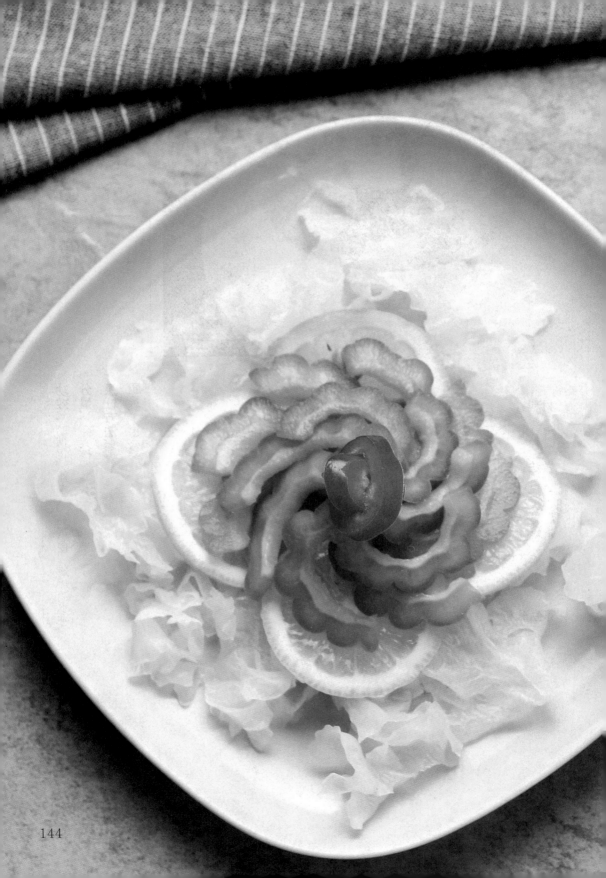

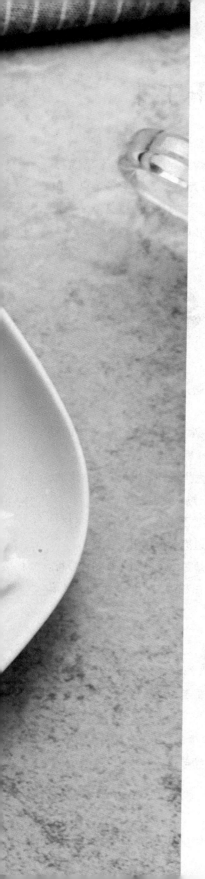

「柠檬银耳浸苦瓜」

分量： 2 人份
烹饪方法： 拌
厨具： 碗
功效： 清热解毒

材料： 苦瓜 140 克，水发银耳 100 克，柠檬 50 克，红椒圈少许，盐 2 克，白糖 4 克，白醋 10 毫升

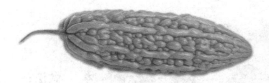

做法：

✦ 洗净的苦瓜切开，去瓤，再切成片。
✦ 洗好的柠檬切成薄片，待用。
✦ 泡发的银耳切去根部，撕成小块，备用。
✦ 取一个碗，倒入白醋、白糖、盐，搅拌至白糖溶化，制成味汁，待用。
✦ 另取一个大碗，倒入苦瓜、银耳，放入柠檬片。
✦ 放入红椒圈，倒入味汁，搅拌均匀，将拌好的食材装入盘中即可。

养生分析：

　　柠檬含有维生素 C、糖类、钙、磷、铁等成分，具有增强免疫力、美白润肤、促进食欲等功效。柠檬是"坏血病"的克星，坏血病是一种维生素缺乏症，柠檬中丰富的维生素决定了它可对抗坏血病，因此，又被人们称为"神秘的药果"。苦瓜具有清热消暑、养血益气、补肾健脾、滋肝明目等功效。两者结合，具有健胃消食、促进消化的功效。

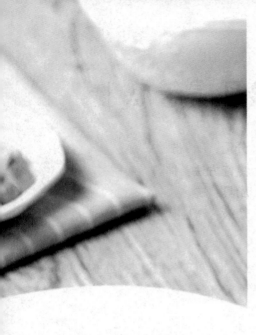

「豌豆炒干丁」

厨具：炒锅

烹饪方法：炒

分量：1~2 人份

功效： 益智健脑，健脾通便

材料： 豌豆 60 克，豆腐干 80 克，彩椒 40 克，盐、鸡粉各 2 克，白糖 5 克，生抽 8 毫升，芝麻油 5 毫升，食用油适量

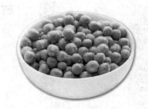

做法：

✤ 将洗净的豆腐干切成条，再改切成丁；洗净的彩椒切成条，再改切成丁；豌豆洗净。

✤ 锅中注入适量清水，大火烧开，加入少许食用油、1 克盐，放入豆腐干丁，煮 1 分钟。

✤ 放入豌豆、彩椒丁，煮至变色，捞出锅中食材，沥干水分，放入冷水中过凉，再捞出，待用。

✤ 锅中注油烧热，倒入焯过水的食材，炒匀、炒香。

✤ 放入 1 克盐、鸡粉、白糖炒匀，淋入生抽、芝麻油炒香，盛入盘中即可。

养生分析：

春天的豌豆颗颗圆润鲜绿，十分好看。豌豆营养丰富、味道鲜美，春季食之正当时。中医认为，豌豆性平味甘，有益脾和胃、益智健脑、生津止渴、利小便等功效。其富含维生素 A，有护眼的食疗功效；另外，其维生素 C 的含量也较高，可美容护肤，适合春季食用。

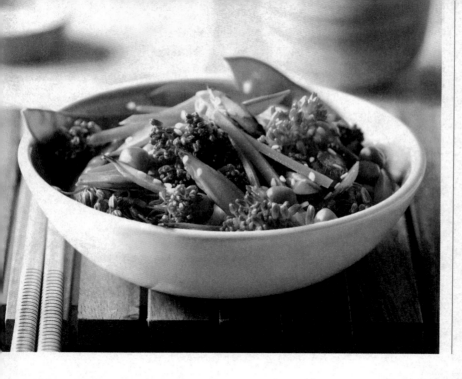

功效：益脾和胃，保护视力

分量：2人份

烹饪方法：炒

厨具：炒锅

材料：

西蓝花100克，豌豆80克，胡萝卜30克，荷兰豆50克，芥蓝70克，熟白芝麻、蒜末、葱段各少许，盐、鸡粉各2克，食用油适量

做法：

✦ 芥蓝洗净，斜刀切片；胡萝卜洗净去皮，切丝；西蓝花洗净，切成小朵。

✦ 锅中注入适量清水，倒入1克盐、食用油，放入备好的荷兰豆、西蓝花、豌豆，焯1分钟。

✦ 放入胡萝卜、芥蓝，焯半分钟，捞出。

✦ 锅中注入适量食用油烧热，倒入蒜末、葱段爆香，放入焯好的食材炒片刻。

✦ 加入盐、鸡粉炒匀调味，盛出炒好的菜肴，撒上熟白芝麻即可。

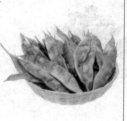

养生分析：

　　豌豆营养丰富，富含维生素A，具有护眼的功效，非常适合在春季食用。中医认为，豌豆性平味甘，有益脾和胃、生津止渴、利小便等功效，可改善春季上火症状，还可养颜、护目。

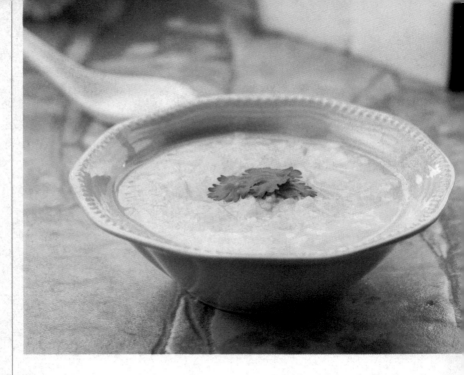

香菜冬瓜粥

厨具：砂锅

烹饪方法：煮

分量：1~2人份

功效：醒脾和中，促进胃肠蠕动

材料：

水发大米 100 克，冬瓜 160 克，香菜 25 克

做法：

+ 洗净去皮的冬瓜切成丁。
+ 洗好的香菜切段，将梗切碎，把叶切成段，备用。
+ 砂锅中注入适量清水，大火烧热，倒入备好的大米、冬瓜丁、香菜梗，拌匀。
+ 盖上锅盖，烧开后用小火煮约 30 分钟至大米熟软。
+ 揭开锅盖，撒上香菜叶，搅拌匀，略煮片刻，盛出煮好的冬瓜粥即可。

养生分析：

　　香菜营养丰富，含有维生素C、胡萝卜素、钙、铁、磷、镁等营养物质。中医认为，香菜有发汗透疹、消食下气、醒脾和中、健胃消食的作用，主要用于辅助治疗麻疹初期，透出不畅、食物积滞、胃口不开等病症。

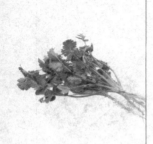

「香菇豌豆炒笋丁」

厨具：炒锅

烹饪方法：炒

分量：2人份

功效：清热化痰，养胃健脾

材料：水发香菇65克，竹笋85克，胡萝卜70克，彩椒15克，豌豆50克，盐、鸡粉各2克，料酒、食用油各适量

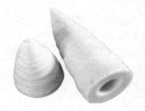

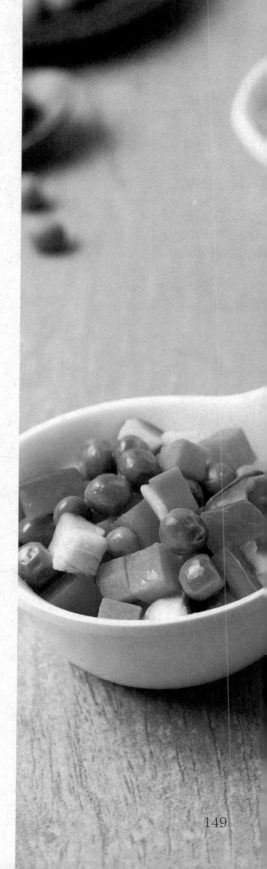

做法：

✤ 将洗净的竹笋切片，再切成条，改切成丁；洗好去皮的胡萝卜切成条，改切成丁；洗净的彩椒切成小块；洗好的香菇切成小块。

✤ 锅中注入适量清水烧开，放入切好的竹笋，加入料酒，煮1分钟，放入香菇、豌豆，拌匀，倒入胡萝卜，拌匀，煮1分钟。

✤ 加入少许食用油，拌匀，放入彩椒，拌匀，捞出焯好的食材，沥干水分，待用。

✤ 用油起锅，倒入焯过水的食材，炒匀。

✤ 加入盐、鸡粉，炒匀调味，关火后盛出炒好的食材即可。

养生分析：

　　竹笋含有蛋白质、胡萝卜素、纤维素、维生素、钙、磷、铁等营养成分，具有清热、化痰、健胃、瘦身、排毒等功效。